Henri Chenot

Biontologie:
Der Geheimcode der Gesundheit

Lebens- und Ernährungsregeln
für Wohlbefinden und Harmonie

Biontologie:
Der Geheimcode der Gesundheit

Übersetzung von Katja Hinz

Hinweis: Die in diesem Buch enthaltenen Informationen ersetzen nicht den professionellen Rat eines behandelnden Arztes. Die Nutzung jeglicher hierin enthaltener Information liegt allein in der Verantwortung des Lesers. Autor und Verleger übernehmen keinerlei direkte oder indirekte Verantwortung für die Nutzung oder Anwendung von in diesem Buch gemachten Angaben.

Mit freundlicher Unterstützung der Küng Identity AG

Satz
bator.net · Büro für Mediengestaltung, Villingen-Schwenningen

Druck
Buchproduktion Ebertin · Uhldingen-Mühlhofen

ISBN: 978-3-938671-05-4

www.altavilla-biontologie.de

Bibliographische Informationen der Deutschen Bibliothek:
Die deutsche Bibliothek verzeichnet diese Publikation in der Deutschen Nationalbibliografie; detaillierte bibliografische Daten sind im Internet über www.ddb.de abrufbar.

In Liebe für Dominique

Inhaltsverzeichnis

Einleitung
Der Geheimcode

Übergewicht, degenerative Erkrankungen, Krebs, Alzheimer, das Altern... Das sind nur einige der Herausforderungen, vor denen die moderne Zivilisation zu Beginn des 21. Jahrhunderts steht. Die höchst entwickelten Wissenschaften strengen sich an diese Rätsel zu lösen und neue Lösungen zur Erforschung des „Geheimcodes" zu finden, der das „Mysterium des Lebens" erklären könnte. Würde dieser Code entschlüsselt, so könnte er uns eventuell Instrumente an die Hand geben, um dieses zu beherrschen. Allerdings bemerken wir jedes Mal, wenn wir meinen, wir hätten des Rätsels Lösung gefunden, dass sich in Wirklichkeit hinter der neuen, scheinbar fundamentalen und entscheidenden Entdeckung weitere Rätsel verbergen, noch viel mehr und weitaus komplexere.
Sollte man deshalb aufgeben? Aber nein! Das Leben auf dieser Erde, sei es das des Menschen oder eines niedrigeren Lebewesens, ist ganz einfach genial, beinahe übernatürlich... Es ist ein fantastischer Parcours, wunderbar und außergewöhnlich zugleich.
Während manche Menschen nur daran denken, das Leben zu zerstören und sich als dessen Meister aufzuspielen, studieren, suchen und erschaffen es andere und dienen dem Leben aus den nobelsten Beweggründen heraus: z.B. um Kenntnisse über die Schöpfung zu erhalten.
1953 entdeckten James Watson und Francis Crick den in der DNS enthaltenen genetischen Code und dachten, sie hätten damit den größten Teil des Weges geschafft. Jeder war daraufhin fest überzeugt, dass man dank der Genetik von jetzt an den Schlüssel in den Händen hielte, der das „Geheimnis des Lebens" offenbaren könnte. Es lag die Vermutung nahe, dass jedes Gen eine spezifische Funktion hat, dass es z.B. ein Krebsgen, eines für Diabetes, eines für die Alzheimerkrankheit und eines mit Anti-Age-Funktion gibt.
Doch wo stehen wir heute? Wiederholen wir schnell die Geschichte der Genetik:

- 1865: Der Botaniker und Apotheker Gregor Mendel entdeckt das Gesetz der Übertragung von vererbbaren Eigenschaften,
- 1953: Francis Crick und James Watson identifizieren die Struktur der DNS,
- 1970-1980: zahlreiche wissenschaftliche Untersuchungen bestätigen die Entdeckungen von Genen für Intelligenz, Schizophrenie etc.;
- 2001: die wissenschaftliche Welt erklärt offiziell den genetischen Code entschlüsselt zu haben,
- 2004: man erkennt, dass die Entschlüsselung der DNS nur eine Etappe auf dem langen Weg der Erkenntnis über Lebewesen war.

Heute müssen Wissenschaftler aller Disziplinen (Mathematik, Physik, Biologie, Medizin, Informatik) ihre Kräfte bündeln und zusammenarbeiten, damit die komplexen Mechanismen des genetischen Codes verstanden werden können. Um es nochmals zusammen zu fassen, es ist noch viel Arbeit zu tun, der Weg ist noch lang, aber wunderbar und begeisternd. Einzig und allein die zukünftigen Generationen werden in der Lage sein, das gesamte Mysterium zu verstehen und aufzudecken.

Es handelt sich bei der Erforschung des Lebens nicht nur um ein reines Wissensspiel, sondern es geht auch und insbesondere darum, den Ursprung von Erkrankungen zu verstehen, um sie besser behandeln und Vorbeugemaßnahmen treffen zu können.

Der Weg der Forschung ist wie ein sehr langer Staffellauf: seit Tausenden von Jahren geben die Menschen das Zeugnis ihres erworbenen Wissens weiter. Aber es ist wie bei einer Fata Morgana: jedes Mal, wenn sie denken, sie seien am Ziel angekommen, verlagert sich der Horizont nach vorne und entstehen neue Szenarien, spannende, begeisternde, die unserem Leben einen Sinn geben und uns ständig wieder auf die Forschungsreise über uns selbst schicken. Ein ewiger Kreislauf...

Der Geheimcode der Gesundheit

1

Mein Weg

Ich stamme aus einer bescheidenen Familie, um nicht zu sagen, wir waren arm. Die Eltern meiner Mutter sind in den zwanziger Jahren des letzten Jahrhunderts nach Frankreich ausgewandert, um der Misere in Spanien zu entfliehen. Sie wollten irgendetwas finden, womit sie ihr Brot in den Tälern der Pyrenäen verdienen konnten, die rauh und ressourcenarm sind, aber immer noch weniger ärmlich und karg als die spanischen Täler Kataloniens.
Während des Spanischen Bürgerkriegs hat sich mein Vater, um dem Franco-Regime zu entfliehen, in diese Pyrenäenregion zurückgezogen und dort meine Mutter geheiratet. Und so bin ich dann auf die Welt gekommen, das war 1943. Ich liebte es zu lernen. Schon in jungen Jahren war ich ein guter Schüler und habe meine eigene Persönlichkeit schnell entdeckt.
An einem schönen Sommermorgen hat mich meine Neugier dazu bewogen, eine große Linde hochzuklettern, um ein Vogelnest aus nächster Nähe zu betrachten. Ich war mir keiner Gefahr bewusst. So ließ mich diese Unbewusstheit bis in den Baumgipfel klettern, wo ich mich in den äußerst feinen Ästen festhielt, die jedoch unter meinem Gewicht anfingen, bedrohlich zu schwanken. Die Lage war äußerst kritisch: Ich konnte weder weiter hinaufsteigen noch hinunterklettern. Einen Moment lang ergriff mich die Panik, aber ich hielt mich zurück, schrie nicht um Hilfe, allein aus Stolz und Angst, dass andere sich über mich lustig machen würden: das katalanische Blut floss in meinen Adern.

Der Ast, an dem ich mich festhielt, schwankte immer mehr und mich befiel ein heftiges Schwindelgefühl. Mein Herz schlug wie verrückt, ich spürte meine Beine nicht mehr und kalter Schweiß lief an mir herab. Ich war mir sicher, dass ich sterben würde. Aber im selben Moment durchdrang eine starke Intuition meinen Verstand: Das ist nicht möglich, ich werde jetzt nicht sterben! Das wäre absurd. Ich bin auf die Welt gekommen, um andere Dinge zu tun.
Diese Intuition wandelte sich schnell zur festen Überzeugung. Im nächsten Moment hatte ich meine Kräfte zurückgewonnen. Mir gelang es, meine Muskeln wieder zu kontrollieren und bald darauf auch wieder auf festem Boden zu stehen. Ich war gerettet! Vor Freude habe ich laut aufgeheult, überwältigt von dem riesigen Gefühl der Kraft und Unsterblichkeit.
Diese Erfahrung hat mich mein ganzes Leben lang begleitet. Sie lag allen meinen späteren wichtigen Entscheidungen zugrunde. Auch heute bin ich immer noch davon überzeugt, dass mir nichts Schlimmes passieren kann, solange ich nicht das erfüllt habe, wozu ich auf die Welt gekommen bin.
Seit dem Tag der Linde konnte mich nichts mehr aufhalten. Ich musste alles kennenlernen, wissen, verstehen, entdecken, mich realisieren. Ich konnte mich nicht mit dem Alltäglichen, dem Banalen, zufrieden geben, und vor allem konnte niemand mich zu etwas zwingen... Danke, großer Baum! Du hast mir erlaubt, meine wahre Identität zu entdecken.
Mein Wissensdurst war nicht zu löschen: Ich habe alle Bücher verschlungen, vor allem aus den Bereichen Philosophie, Biologie, Botanik und Medizin. Ich habe meine Ideen verglichen und mich in alle Richtungen bewegt. Was mir als Heranwachsendem widerfuhr war, dass ich so ein völlig atypisches Wesen erschaffen habe. Eines, das viel Allgemeinbildung hatte, aber kein großes Detailwissen. Meine Denkweise war nicht zu durchschauen, aber ich glaubte zutiefst an das Leben, und das ganz und gar.
Auf diese Weise habe ich auch den Taoismus entdeckt. Nach meiner Linde wurde er die zweite große Offenbarung in meinem Leben. Nicht, weil ich einen mystischen Weg suchte. Ich empfand es jedoch als notwendig, „meine" Intuitionen zu kanalisieren, meine Ideen zu ordnen. Ich brauchte eine „Referenzphilosophie" für die Dimensionen des Universums.
Das Konzept des Tao, das man mit „der Weg" übersetzen oder als Quelle der Schöpfung und unendliches Modell des sich wandelnden Universums bezeichnen kann, ist für viele eine religiöse Tradition. Sie entwickelte sich im Laufe der Jahre zu einer philosophischen Spekulation, zu einem esoterischen Ritus und einer Methode zur Persönlichkeitsentwicklung. Für mich ist es in erster

Linie eine Ethik, die auf Einfachheit aufbaut, auf innere Einkehr, die Erforschung der Harmonie mit der Natur und auf den Glauben an die universelle Einheit, bei der jedes Teilchen seinen Platz im Inneren eines Wandlungssystems hat, wobei der Mensch die höchst evoluierte Synthese dieses Systems repräsentiert. Im Allgemeinen gibt das Tao-Konzept der gesamten Schöpfung einen Sinn, dem Wandel der Jahreszeiten, dem Lebenszyklus, der organischen Struktur und dem Platz des Individuums im Universum.
Ich habe es bereits erwähnt und ich wiederhole hier nochmals: dieser philosophische Aspekt hat mich inspiriert, nicht der religiöse, esoterische. Nicht weil der letztgenannte uninteressant ist, sondern weil ich mich von Natur aus keinem religiösen System anpasse, und noch weniger esoterischen Gesellschaften. Ich liebe es, mich frei zu fühlen und keine Grenzen zu haben, die mir von Anderen auferlegt werden, und mir ist es wichtig, meine Verbote selbst zu wählen. Ich fühle mich als Teilchen im Kosmos, zusammen mit Milliarden von ähnlichen Teilchen, die der gleichen universellen Spirale folgen. Und genau dieses Gefühl hat mich sicherlich dazu gebracht, eine neue Wissenschaft, ein neues Konzept zu entwickeln, das ich „Biontologie" genannt habe.

2
Die Biontologie

Was ist Biontologie? Der Begriff veranschaulicht ein neues Konzept über die Wissenschaft der Gesundheit, das in engem Zusammenhang mit den Veränderungen steht, denen unser Organismus im Laufe der Zeit unterliegt. Das Konzept bezieht sogar Gedanken über das Altern mit ein. Es handelt sich um einen Begriff, den ich als Alternative zur Gerontologie geschmiedet habe, die, im Gegensatz zur Biontologie, hauptsächlich die „Behandlung des Alters" im Sinn hat. Die Biontologie untersucht die Entwicklung des einzelnen Menschen von seiner Geburt an; etymologisch bedeutet sie das „Studium der Essenz des Lebens und seiner Evolution".

Durch die Biontologie – ich verstehe darunter die tief gehende Analyse der Änderungen, die im Laufe der Zeit an einem Organismus feststellbar sind – lege ich die Basis für eine ganzheitliche Sichtweise des Menschen. Die Vergiftung bzw. Ansammlung von Giftstoffen in unserem Organismus ist im Grunde genommen nicht nur eine Frage der falschen Ernährung oder eines Überschusses an Toxinproduktion, sie ist auch das Produkt mangelnder Harmonie zwischen Geist und Körper.

Als ich die taoistische Philosophie erlernen wollte, war es für mich auch erforderlich, die chinesische Medizin kennen zu lernen. Die Anfänge gestalteten sich schwierig. Ich musste mich einem hermetischen Unterricht aussetzen, der von Professoren gehalten wurde, die in den Mysterien den Schlüssel zu ihrer Macht sahen. Die unterschiedlichsten Übersetzungen der alten chinesischen Texte ins Englische, Französische oder Italienische waren schwer verständlich. Es war schwierig, wahrhaft originalgetreu übersetzte Texte zu finden, denn allein die Art der chinesischen Schreibweise gibt Anlass, sie unterschiedlich zu interpretieren. Aber ich wollte unbedingt mein Wissen über die chinesische Medizin untermauern, die ich für sehr wichtig hielt, hauptsächlich weil sie sich mehr mit der Prävention von Krankheiten als mit deren Behandlung beschäftigt. So wurde der chinesische Arzt zum Beispiel früher erst dann bezahlt, wenn sein Patient gesund blieb; wurde dieser krank, wurde die Bezahlung des Arztes ausgesetzt...

In Europa ist die chinesische Medizin vor allem durch die Akupunktur bekannt, die aber nur einen Teil von ihr darstellt. Diese Therapieform wurde jedoch als etwas Mysteriöses, Magisches aufgefasst, bis italienische und amerikanische Universitäten im Jahr 2001 das „Mysterium der Nadeln" aufdeckten. In Italien haben Forscher aus Mailand vom CNR (Consiglio Nazionale delle Ricerche, Nationaler Forschungsrat), von der Universität von Mailand-Bicocca und vom Institut San Raffaele die Positronen-Emissions-Tomographie (PET) genutzt, um Zonen des Gehirns zu fotografieren, die aktiviert werden, sobald die Nadeln am richtigen Ort platziert werden. Die selben Zonen blieben inaktiv, wenn die Nadeln am falschen Ort gesetzt wurden. Das geschah natürlich, ohne dass die Freiwilligen, die sich diesem Experiment unterzogen, dies wussten.

Wie ist es den Chinesen nur vor 2500 Jahren gelungen, die Akupunkturpunkte mit derartiger Präzision zu finden und dabei eine vollständige Karte des Menschen zu erstellen, die alle Organe und Vitalfunktionen einbezieht?

Niemand ist in der Lage, die chinesische Medizin und die Akupunktur anzuwenden, ohne die Denkweise eines traditionellen chinesischen Arztes zu kennen, der während seines Studiums die taoistische Philosophie erlernen muss.

In diesem Buch möchte ich die Bedeutung dieser Philosophie vermitteln, die uns eine globale Sichtweise von uns selbst ermöglicht.

3

Die chinesische Medizin im Dienste unserer Gesundheit

Der Dualismus des Lebens und die taoistische Symbolik

Nach der alten chinesischen Philosophie ist das Leben durch jede seiner Erscheinungsformen im Prozess der Entstehung („Hervorbringungszyklus", „Konstruktiver Zyklus" genannt) und der Zerstörung („Destruktiver Zyklus") das Resultat der harmonischen Gegenüberstellung zweier gegensätzlicher Kräfte, dem Yin und dem Yang, die die „essenzielle" Energie durch ihre Wechselbeziehung aufbauen. Dieser Dualismus liegt allen natürlichen Erscheinungsformen zugrunde, so wie auch jeder Mensch die Frucht der harmonischen Gegensätze der männlichen (Yang) und der weiblichen Kräfte (Yin) ist. So wie die Nacht (Yin) dem Tag (Yang) gegenübersteht, das Heiße (Yang) dem Kalten (Yin), die Ausdehnung (Yang) der Kontraktion (Yin).

Das taoistische Symbol, das inzwischen sehr bekannt (siehe Abb. 1, S. 22) und in der westlichen Kultur verbreitet ist, drückt bildlich auf einfache und klare Art aus, wie der Dualismus der sich gegenüberstehenden Kräfte (Yin und Yang) eine Bewegung entstehen lässt und dadurch Energie erzeugt. Im Symbol nehmen die zwei Kräfte genau den gleichen Raum ein, jeder eine Hälfte des Kreises. Doch die gekrümmte Linie trennt beide so, dass der Yang-Teil (der Teil, der die obere Partie des Symbols einnimmt) dem Kreis eine Bewegung gegen den Uhrzeigersinn aufzwingt. Bei dieser Bewegung ergibt sich ein Gleichgewichtspunkt, dann ein Moment, an dem der Yin-Teil dominiert, um daraufhin wieder zur Ausgangsposition zurückzukehren, alles in einem immer währenden Bewegungszyklus. Dieser Dualismus, der durch diese Symbolik gut dargestellt wird (traditionsgemäß haben die Chinesen ihre Gedanken viel leichter Symbolen anvertraut als Worten, die sie als weniger verlässlich betrachten), zeigt sich in allen Erscheinungsformen des Lebens, in allen unseren Handlungen: jede konstruktive Wirkung impliziert eine destruktive Wirkung, das Leben beinhaltet den Tod, der Tod enthält das Leben, gemäß einem Zyklus ohne Anfang und Ende.

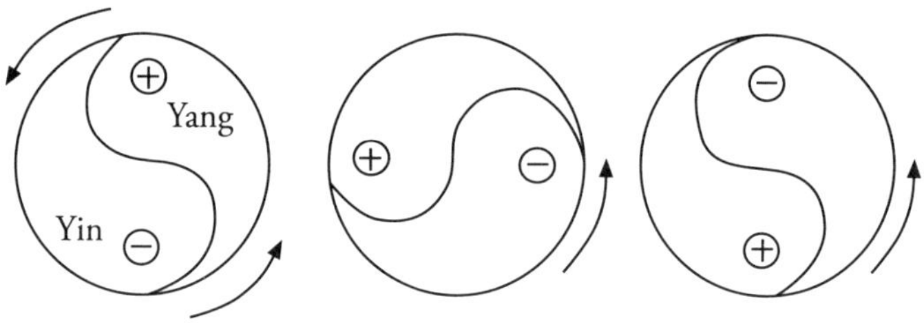

Abb. 1: Die Yin-Yang-Bewegung.

Im westlichen Denken, dessen Prinzipien auf dem kartesianischen Dogmatismus beruhen, erzeugen zwei gleichwertige Kräfte, die sich gegenüberliegen, keine einzige Bewegung, keinen vitalen Zyklus (siehe Abb. 2). Im Gegenteil, sie führen zu Unbeweglichkeit, zur Stagnation.

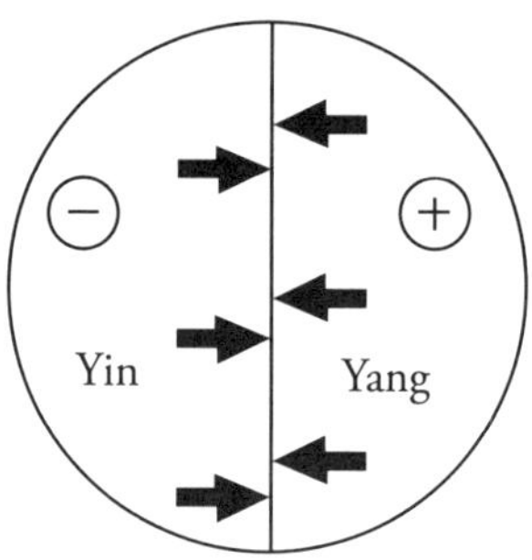

Abb. 2: Das Verhalten gegensätzlicher Kräfte aus westlicher Sicht.

Yin und Yang und die menschliche Physiopathologie

Der menschliche Körper ist eine organische Einheit, deren Strukturen so wie alle natürlichen Erscheinungen nach den Aspekten von Yin und Yang analysiert werden können. Zum Beispiel ist das Äußere, und damit ist hier die Körperoberfläche gemeint, Yang, das Innere ist Yin; oder die obere Körperhälfte ist Yang, die untere ist Yin und so weiter: Yin und Yang sind zwei unabhängige Konzepte, die sich aber durch ihre reziproken Gegensätze definieren, so wie das Konzept von Wärme nur Bedeutung hat, wenn es mit dem der Kälte verglichen wird. Was wäre ein menschliches Wesen ohne Energie, ohne Bewegung, ohne Aktivität (alles Yang-Aspekte) oder ohne Materie, Körper, Blut, organische Flüssigkeiten (sozusagen den Yin-Aspekten)?

Was auf den ersten Blick wie ein sehr abstrakter, theoretischer Ansatz erscheinen mag, lässt sich dagegen äußerst praktisch anwenden, um Dysfunktionen unseres Körpers zu erklären. Energie, die mehr Yang ist, bringt die Materie, die mehr Yin ist, in Bewegung. Nach dem Prinzip der Wechselbeziehung zwischen Yin und Yang setzt Energie die Körperflüssigkeiten in Bewegung: ein Energiemangel kann zur Stagnation der Körperflüssigkeiten führen und dadurch zu Ödembildung. So führt jedes länger anhaltende Ungleichgewicht zwischen den Kräften Yin und Yang im menschlichen Organismus zum Ausbruch von Krankheiten. Zum Beispiel wird ein lang dauerndes Fieber (Yang) das Yin reduzieren und verarmen lassen (Verlust an Körperflüssigkeiten, Schwächung und Abmagerung).

Das Gleichgewicht zwischen Yin und Yang ist nie statisch, sondern eine permanente Bewegung. Bei einem Überschuss einer dieser Kräfte gibt es immer eine Wandlung in Richtung der entgegengesetzten Kraft. Um nochmals das Beispiel von Wärme und Kälte zu benutzen, so lässt sich feststellen, dass bei einer Erkältung (Überschuss an Yin) der Körper häufig mit einem Überschuss an Hitze reagiert (Fieber, Yang), während es im Falle eines Hitzschlags (Yang) oft zu einem starken Abfall der Körpertemperatur kommt (Blässe, kalte Gliedmaßen: Erscheinungsformen des Yin).

Um das Gleichgewicht zwischen Yin und Yang und den Ursprung des Lebens besser zu verstehen, führe ich die Gäste des von mir in Meran geleiteten Zentrums in dessen Garten. Das ist ein Ort, der ein wenig versteckt liegt, umgeben vom Profil der Alpen, inmitten von Pinien, von denen eine besonders hervorragt, groß, majestätisch und kraftvoll. Alle bewundern sie. Dann frage ich meist unsere Gäste: Wissen Sie, warum dieser Baum so stark und schön

ist? Weil von dieser Seite her, von Norden, die Kälte dominiert, das Eis, sodass hier keine Pflanze wachsen kann. In der gegenüberliegenden Richtung, im Süden, herrscht die Trockenheit der Sahara, die wasserarm, heiß, fast vollständig ausgedörrt ist. Zwischen diesen beiden Gegensätzen, genau in der Mitte, ragt diese Pinie empor. Zu gewissen Zeiten im Jahr dominiert die Kälte und, im Gegensatz zur Hitze, ruft sie Winde hervor, die Wolken und Regen heranbringen. Die Pinie profitiert von dem Regen, er ermöglicht ihr zu wachsen. Wenn er wiederum zu lange anhält, wird es problematisch. Aber schon kommt die Hitze. Die Winde aus dem Süden vertreiben die Wolken, die Sonne kommt hervor und die Pinie erfreut sich an der Wärme: Die Blätter absorbieren sie und der Baum wächst und wird noch kräftiger. Hält die Hitzeperiode jedoch zu lange an, trocknet er aus und stirbt. Allerdings passiert das nicht, denn der kalte Wind bringt rechtzeitig die Feuchtigkeit und den Regen.
Das Gleiche spielt sich in Ihrem Inneren ab, sage ich zu meinen Patienten. In Ihrem Gehirn befinden sich zwei Gehirnhemisphären, zwei Parteien: eine kreative, rechts, und eine rationelle, links. Manchmal erschaffen sie Kontraste, Gegensätze, Widersprüche. Sie liegen im Widerstreit, aber nur, um Ihnen die Kreativität oder den Schlüssel zu vermitteln, um ein Problem zu lösen. Wenn meine Gesprächspartner das verstanden haben, führe ich sie noch ein Stück weiter. Ungefähr 50 Meter weiter steht ein Baum der gleichen Art. Aber ihn hat der Blitz getroffen und es ist nur noch der Stamm bzw. Rumpf übrig geblieben, ohne Blattwerk. Auch er hat, wie die andere Pinie, von der gleichen Lage profitiert. Doch er wurde vom Blitz erschlagen. Die Nachbarn haben mich davon in Kenntnis gesetzt, dass dieser Baum hässlich geworden ist und daher gefällt werden sollte, aber das will ich nicht. Er erfreut mich seit drei Jahren, denn auf seiner gespaltenen Krone ist ein zweiter Strauch gewachsen, eine neue Pinie, die die Ausgeglichenheit unseres Klimas genießt.
Für mich ist das ein Beispiel für die Art und Weise, wie im Leben die gleichen Bedingungen Harmonie, Kraft und Entwicklung hervorrufen können, aber genauso auch Zerstörung, z.B. in Form eines Blitzschlags. Jedoch sollte man sich selbst niemals aufgeben, sondern sich Zeit geben und an Wachstum, an das Leben selbst glauben.

Die Theorie der fünf Elemente

Ein weiteres wichtiges Konzept der chinesischen Philosophie und Medizin ist die Theorie der fünf Elemente, die eng mit dem Diskurs über die gegenläufigen Kräfte Yin und Yang verbunden ist. Um zu verstehen, wie diese Theorie entstand, müssen wir zu den Ursprüngen eines primitiven Volkes zurückkehren, zu den Nomaden, die sich einzig und allein von der Jagd ernährten und sich je nach Wanderung ihrer Beutetiere an entsprechenden Orten niederließen. Der Wechsel von der Jagd zur Landwirtschaft hat sie zu einem sesshaften Volk werden lassen. Dadurch entstand das Bedürfnis, all die Regeln zu verstehen, die dem Wechsel der Jahreszeiten vorausgehen, nicht zuletzt um die besten Momente zur Aussaat und Ernte bestimmen zu können.

Die Geschichte lehrt uns, dass das erste und rudimentärste Instrument der Astronomie, das die Chinesen erfanden, aus einem einfachen Stock bestand, der mitten auf das Feld gesetzt wurde. Mit ihrer naturgegebenen Beobachtungsgabe bemerkten die Chinesen die Unterschiede der Position und Länge des Schattens, den der Stock je nach Tages- oder Jahreszeit auf das Feld warf. Sie haben Aufzeichnungen darüber angefertigt und es gelang ihnen, auf diese Weise die Zeit und die Jahreszeiten zu messen.

Kulturell gesehen haben die Chinesen weder der schriftlichen noch der mündlichen Kommunikation vertraut. Ausschlaggebend dafür sind die Verdrehungen, die aufgrund der vielfältigen Interpretationsmöglichkeiten von Schrift und Sprache entstehen können. Aus diesem Grund haben sie die Symbolik vorgezogen. Die fünf Elemente stellen eine der schönsten Umsetzungen dar, die der Zeit standgehalten haben. Sie haben für mich heute die gleiche Bedeutung wie für meine Kollegen vor 1000 Jahren. Aber das, was sie offenbaren, ist etwas Subtiles. Ich habe sie 40 Jahre praktiziert und ich finde regelmäßig neue Einsatzmöglichkeiten.

Die Elemente

In der chinesischen Medizin sind alle Phänomene je nach ihrer Natur, ihrer Funktion und ihrer Form mit einem der fünf Elemente verbunden: Holz, Feuer, Erde, Metall und Wasser. Sie stehen untereinander in einer „ernährenden/hervorbringenden Beziehung" (das Holz ernährt das Feuer, das durch die Verbrennung die Erde mit seiner Asche nährt; die Erde wiederum bringt das Metall hervor, das das Wasser anreichert) und in einer „zerstörenden Beziehung“ (das Holz lässt die Erde verarmen, die wiederum das Wasser absorbiert; das Wasser löscht das Feuer, das das Metall schmelzen lässt, welches das Holz fällt bzw. schneidet).

Der Organismus geht, wie jedes natürliche Element, gleichermaßen in die Klassifikation der fünf Elemente ein. Nicht als Element an sich – das heißt, als Holz, Feuer, Wasser, Erde und Metall im eigentlichen Sinn –, aber auf der Basis ihrer Natur und ihrer abstrakten Charakteristika. Die Eigenschaften des Holzes sind verbunden mit der Produktion, der Flexibilität, während die des Feuers Hitze und die Neigung zum Aufsteigen (die Bewegung der Flamme nachvollziehend) sind. Erde bedeutet Entwicklung, Wandlung, während dem Metall die Reinigung und Robustheit innewohnt. Gleichermaßen wird alles, was feucht und kalt ist, von dem Element Wasser zusammengefasst.

In der Praxis sind die fünf Elemente, wie sie von den chinesischen Ärzten genutzt wurden, die abstrakte Repräsentation der fünf verschiedenen natürlichen Elemente. Aus diesem Blickwinkel können die Jahreszeiten mit den fünf Elementen in Beziehung gesetzt werden, wenn man weiß, dass es in der chinesischen Philosophie fünf Jahreszeiten gibt: den Frühling (das Holz mit dem Wachstum der Bäume und der Vorherrschaft der Farbe grün), den Sommer (das Feuer mit der Vorherrschaft der Hitze und des Roten, Farbe der Sonne und des Feuers), den Spätsommer (die Zeit während der die Erde ihre Früchte hergibt; die Farbe wird mit dem Gelb des reifen Samens in Verbindung gebracht), den Herbst (die Zeit der Reinigung, der Askese, des Rückzugs von den äußeren Dingen, daher zugehörig zum Element Metall und der Farbe weiß – die Abwesenheit von Farben), und schließlich den Winter (verbunden mit dem Element Wasser, der Abwesenheit von Licht und daher mit schwarz oder grau).

Um die fünf Elemente der Jahreszeiten im Zusammenhang mit dem Konzept der Gegensätze von Yin und Yang zu erklären, kann man ihren Zyklus, der durch den Gegensatz zwischen kalt (Yin) und heiß (Yang) erzeugt wird, wie ein Rad beschreiben, das durch fünf natürliche Situationen entsteht – die fünf chinesischen Jahreszeiten (siehe Abb. 3), bei denen jede Jahreszeit durch die vorhergehende erzeugt („hervorgebracht“) wird, und von der darauf folgenden abgelöst wird.

In dieser Abbildung ist es auch möglich, den „destruktiven Zyklus“ der fünf Elemente darzustellen, der sich, wie man sieht, von dem „konstruktiven“ unterscheidet, weil er immer eine Phase überspringt.

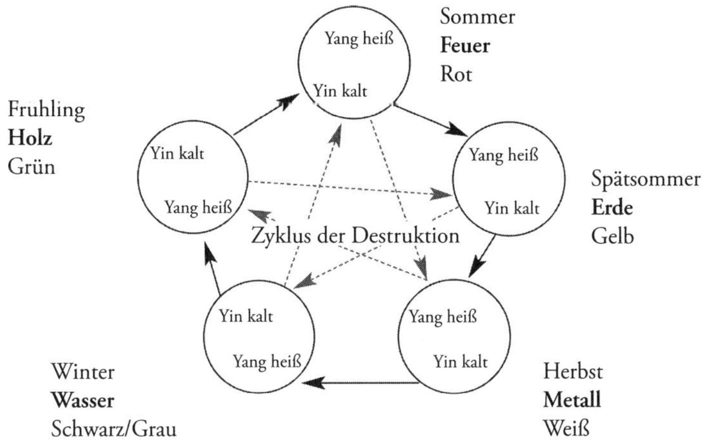

Abb. 3: Die Zyklen

Die Elemente und die Organe des menschlichen Körpers

Wie wir zuvor schon erwähnt haben, entkommt der menschliche Körper gemäß der Sichtweise der chinesischen Ärzte nicht dem Gesetz der fünf Elemente, mit denen die Lebensfunktionen und die paarigen Organe in Verbindung gebracht werden: dort ein Yin, wenn das Organ hohl ist; hier ein Yang, wenn das Organ gefüllt ist (siehe Tabelle 1). Dem Holz (Frühling, grün), das in der Natur die Keimbewegung repräsentiert, entsprechen beim Menschen die muskuläre lokomotorische Funktion (Bewegung) und die Organe Leber und Gallenblase. Zum Feuer (Sommer, rot) gehören in der Natur das Wachstum und der Kreislauf der Lebenssäfte und beim Menschen die Aufgaben des Blutes sowie die Verteilung von Nährstoffen durch das Herz und den Dünndarm. In Bezug auf die Erde (Spätsommer, gelb), mit der Aufgabe des Reifens und der Synthese, korrespondieren beim Menschen Milz und Magen, zusammen mit dem Nervensystem, mit den Funktionen der Synthese, der Umwandlung der Nahrung und Kontrolle durch die Nerven. Zum Metall (Herbst, weiß) gehören in der Natur die Zersetzung und Oxidation der Abfallprodukte, die beim Menschen mit der Atmungsfunktion der Lungen und der Oxidation der Abfallstoffe im Dickdarm verbunden werden. Zu guter Letzt entspricht dem Element Wasser (Winter, schwarz/grau), das in der Natur die Phase der Ruhe und Kristallisation darstellt, beim Menschen die Bildung von Steinen in Niere und Blase und die Verkalkung der Knochen.

Tabelle 1:
Entsprechungen zwischen den Elementen, Jahreszeiten, Organen und Farben

Elemente	Jahreszeiten	Yang-Organe	Yin-Organe	Farben
Holz	Frühling	Leber	Gallenblase	Grün
Feuer	Sommer	Herz	Dünndarm	Rot
Erde	Spätsommer	Milz	Magen	Gelb
Metall	Herbst	Lunge	Dickdarm	Weiß
Wasser	Winter	Nieren	Blase	Schwarz/Grau

Wenn die Rhythmen des menschlichen Körpers mit denen der ihn umgebenden Natur synchronisiert werden, sind die Organ- und Funktionspaare gleichermaßen mit den fünf Jahreszeiten/Elementen verbunden. Das bedeutet, dass die Organe und deren Lebensfunktionen während der korrespondierenden Jahreszeit auf energetischer Ebene aktiver sind: Wenn sie sich während dieser Periode in einem energetischen Ungleichgewicht befinden, sind sie den Risiken für Dysfunktionen oder Pathologien stärker ausgesetzt.
Daher entkommen selbst die Lebensfunktionen des menschlichen Körpers nicht der Dualität der natürlichen Phänomene. Die Organpaare Yin und Yang können sich als gegensätzliche Kräfte erweisen, die die fünf Elemente erzeugen, ganz nach dem Schema, das uns inzwischen schon bekannt ist (siehe Abb. 4). Das Schema ist sehr wichtig, da es alle Gedankengänge rund um die individuelle Typologie fundiert erklärt, mit deren Hilfe wir sowohl das Geheimnis unserer Gesundheit entschlüsseln als auch diese Gesundheit dauerhaft bewahren können. Es skizziert das „Spielfeld“ für unsere individuellen Typologien – deren Entstehung im nächsten Kapitel beschrieben wird –, auf welchem wir alle ein „Match“ mit unserer Gesundheit austragen.

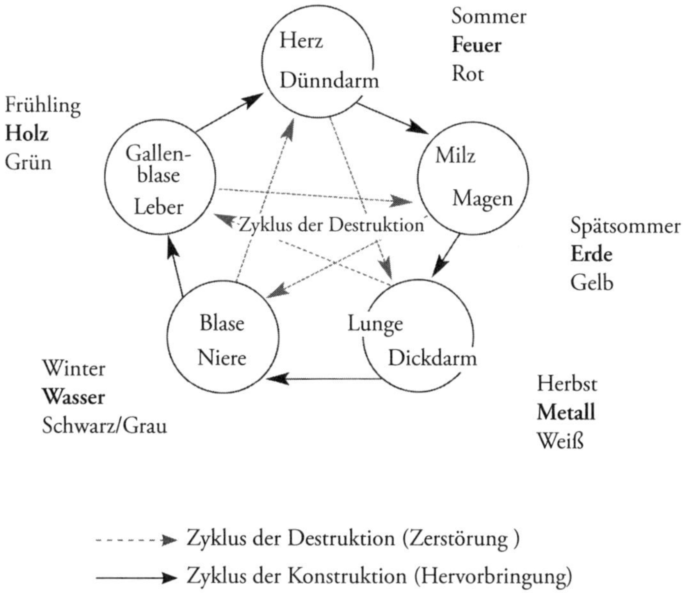

Abb. 4: Zyklen der Konstruktion und der
Destruktion für die Elemente Feuer, Erde, Metall, Wasser, Holz;
Entsprechungen zwischen Organen und Elementen.

4

Individuelle Typologie und spezifische Ernährung

Das biologische Altern und das genetische Erbe

Es besteht kein Zweifel, dass unser Organismus seinem eigenen Lebenszyklus folgt, der von der Geburt bis zum Tod reicht und eine Reihe von Phasen durchläuft. Der Körper wird von externen Faktoren beeinflusst, durch Ernährung und Lebensgewohnheiten, durch den natürlichen Prozess des Alterns. Er wird jedoch größtenteils durch das angeborene genetische Erbe geprägt. Das biologische Altern ist ein Prozess, dem wir uns nicht entziehen können. Wenn wir aber seine Mechanismen kennen, sind wir in der Lage, diesen Prozess stark zu beeinflussen, entweder um ihn zu verlangsamen oder um jede Phase unseres Lebens noch intensiver zu erleben und das Maximum unserer körperlichen und psychischen Möglichkeiten auszuschöpfen.

Untersuchen wir den Rhythmus, in dem sich unsere Gewebe erneuern: jeden Tag werden zehn Milliarden Zellen erneuert, was bedeutet, dass die Gesamtheit unserer Zellen alle sieben Jahre regeneriert wird. Jeder biologische Zyklus unseres Körpers dauert daher sieben Jahre. Außerdem scheinen unsere Zellen darauf programmiert zu sein, sich nur so und so viele Male im Laufe des Lebens zu regenerieren, was danach nicht mehr geschieht. Praktisch unterliegt der Mensch alle sieben Jahre einer Entwicklung und einer Rückbildung seines Stoffwechsels, die mit dem ersten Zyklus von sieben Jahren, dem der Kindheit, beginnt:

- **Von 0 bis 7 Jahren** durchläuft unser Körper die Phase der „Ossifikation“, der Verknöcherung. Die Energie der Nieren ist im Überfluss vorhanden; die Milchzähne werden ersetzt, die Haare wachsen, die ganze Energie der Sauerstoffzufuhr und der Ernährung lagert sich in den Nieren ein, um ihnen maximale Kraft zu geben.

- **Von 8 bis 14 Jahren**, das ist die Phase der körperlichen, aber auch der intellektuellen und spirituellen Entwicklung. Die sexuelle Energie äußert sich bei Männern in Form von Spermienbildung und bei Frauen in Form von Sekretion der vaginalen Gleitflüssigkeit und bestimmt so die sexuelle und sensuelle Empfindsamkeit.
- **Von 15 bis 21 Jahren** erreicht die Energie der Nieren ihr Maximum: Das ist die Phase der körperlichen und sexuellen Konsolidierung (Festigung), der Körper stabilisiert sich in seiner definitiven Form. Die Weisheitszähne treten durch. Die Entwicklung ist abgeschlossen.
- **Von 22 bis 28 Jahren** ist das physische Potenzial auf dem Höhepunkt, anschließend beginnt es abzunehmen: die Muskeln und Knochen werden robust und solide, die Haare erreichen ihre maximale Länge, und der Körper ist auf dem Höhepunkt seiner Robustheit angelangt.
- **Von 29 bis 35 Jahren** beginnt bereits die Abnahme der Verdauungsfähigkeiten und der Hormonproduktion. Die Meridiane von Magen und Dickdarm sind nicht mehr in der Lage, das Blut mit der nötigen Kraft für eine gute Regeneration von Gesicht und Kopfhaut zu versorgen; die Gesichtshaut beginnt langsam auszutrocknen und die Haare beginnen sich zu lichten.
- **Von 36 bis 42 Jahren** geht die Abnahme unserer körperlichen Fähigkeiten weiter: eine Periode der Sättigung tritt ein, in der sich die Verdauungskapazitäten und die Fähigkeit zur Assimilation deutlich verringern. Deshalb ist es wichtig, sich um seine Ernährung zu kümmern. Die Gesichtshaut trocknet aus und die Haare beginnen zu ergrauen.
- **Von 43 bis 49 Jahren** durchschreitet man eine Phase, in der die Toxine beginnen, sich im Bereich der Arterien und der Knochen abzulagern. Arthritis, Gelenkschmerzen und Wirbelsäulenbeschwerden können auftreten. Die Nieren funktionieren schlecht, der Körper ermüdet und wird schwerfällig.
- **Von 50 bis 56 Jahren** durchläuft der Körper eine große hormonelle Veränderung: die sexuelle Energie nimmt ab und der Einzelne kann seine gute Gesundheit hauptsächlich dank der Energie aus der Nahrung und durch die Sauerstoffversorgung erhalten.
- **Von 57 bis 63 Jahren** dauert die Phase der körperlichen Versteifung, in welcher der Körper seine Agilität, seine Elastizität verliert.

- **Ab 64 Jahren** gelangt man in eine Phase des zunehmenden körperlichen Verfalls. Deren Entwicklung ist von der strikten Kontrolle und Einhaltung der Nahrungshygiene und körperlichen Hygiene abhängig.

Über das körperliche, biologische Altern hinaus hängen unser Gesundheitszustand, unsere Anfälligkeit für Krankheiten oder unsere Neigung, Pathologien in bestimmten Organen/Funktionen zu entwickeln, stark von unserem genetischen Erbe ab. Obwohl Letzteres ein völlig individueller Faktor ist, so zeigen sich dennoch enorme Analogien zwischen einzelnen Menschen. Dadurch ist es möglich, bestimmte Typologien von Individuen zu unterscheiden (sagen wir „individuelle Typologien"), die gleiche genetische Charakteristika zeigen und mit denen wir uns identifizieren können. Es reicht in der Tat, aufmerksam die einzelnen Menschen und ihre körperlichen Charakteristika zu beobachten, aber auch ihre psychisch-hormonellen Eigenheiten, um verschiedene Personengruppen zu identifizieren, die sich in vielen Aspekten ähneln, selbst wenn es keinen Menschen gibt, der einem anderen gleicht. Die Typologien von Personen, die wir, wenn auch nur grob, beim Beobachten der Einzelnen skizzieren können, zeigen jede für sich eine starke innere Homogenität. Das trifft selbst für die „Schwachpunkte" des Organismus zu, das heißt für die Organe und Lebensfunktionen, die den Risiken von Dysfunktionen und Krankheiten stärker ausgesetzt sind. Sich selbst – wenn auch nur teilweise – in einer solchen „individuellen Typologie" wiederzuerkennen, in einer mehr als in einer anderen, kann eine nützliche Hilfe sein, um sich unserer konstitutionellen und funktionellen Schwächen bewusst zu werden und dadurch Krankheiten vorzubeugen.

Die dargestellte Methode ist wie ein Vorfahre der Genetik zu betrachten. Selbstverständlich ersetzt die Identifizierung der Typologie und der jeweiligen Zugehörigkeit nicht ganz eine weitaus spezifischere persönliche Analyse, die die Veranlagungen des Betreffenden auf Basis des Erbguts mit einbezieht: Nichtsdestoweniger gibt sie uns nützliche Hinweise, deren Gültigkeit ich im Laufe meiner Aktivitäten in den medizinischen und Wellness-Zentren austesten konnte, die ich seit dreißig Jahren leite.

Auf den vorangegangenen Seiten habe ich von Ihnen verlangt, unser westliches Denken beiseite zu lassen und, wenn auch temporär, das philosophische östliche Denken anzunehmen. Zum einen, um auf praktische und einfache

Weise verstehen zu können, wie wir „gestrickt sind", und zum anderen, um unser Kapital, unsere Gesundheit, bewahren zu können.
Von den erworbenen Kenntnissen aus dem vorhergehenden Kapitel ausgehend, insbesondere dem über die fünf Elemente, werden wir gemeinsam sehen, dass es leicht und amüsant zugleich ist, die körperlichen und psychologischen Eigenschaften zu studieren, die dazu dienen, die verschiedenen einzelnen Typologien zu identifizieren.
Hier folgt nun eine Beschreibung, wie sich unsere Personengruppen zusammensetzen. Jede von ihnen zeichnet sich durch die Farbe des korrespondierenden Elements aus, die häufig auch den körperlichen Aspekt charakterisiert. Für jede Typologie analysieren wir die Funktionen und Symptomatiken der paarigen Organe (Yin und Yang), die mit ihnen in Zusammenhang stehen. Zudem bieten wir in einem ersten Ansatz einen Vorschlag für die Wahl der Nahrungsmittel, die für jede Gruppe die gesündesten sind.

Die Grünen

Fangen wir mit der ersten Gruppe an, der Gruppe der Grünen, die dem Element Holz und dem Frühling entspricht. Die Grünen sind leicht zu erkennen (siehe Abb. 5). Sie sind vom Typ her eher sportlich, mit breiten Schultern und einem typischen V-förmigen Oberkörper, der in der Taille eingeschnürt wirkt. Das Gesicht hat eine ähnliche Form: dreieckig, mit hervorstehenden Wangenknochen. Die Muskulatur ist kräftig und kompakt, die Haut dick und von fahlem Teint, der jedoch unter Sonne leicht braun wird. Die Grünen sind sehr aktive Menschen, unternehmungslustig, jedoch oft cholerisch, wenn es ihnen nicht gelingt, ihre Energie positiv auszurichten. Die sensiblen Organe wie Leber und Gallenblase entsprechen dem Element Holz.

Energetische Symptomatik der Leber und Gallenblase

Die Leber, die normalerweise zwischen 1300 und 1500 Gramm wiegt, ist die Hauptdrüse in unserem Organismus. Von charakteristischer bräunlicher Farbe liegt sie in der Bauchhöhle unter der rechten Zwerchfellkuppel. Mit einem Teil berührt sie auch die linke Kuppel. Ihre wichtigsten Funktionen sind:

- Sekretion der Gallenflüssigkeit, die lebensnotwendige Gallensalze enthält, die die Fette im Darm emulgieren und die Absorption von Sub-

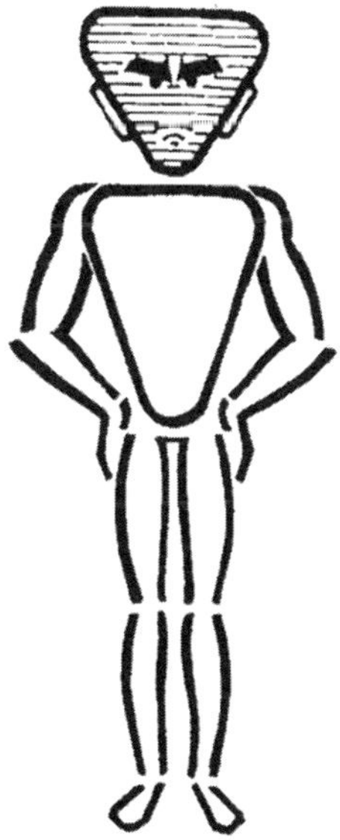

Abb. 5: Morphologie des Menschentypus Grün.

Element: Holz
Jahreszeit: Frühling
Farbe: Grün
Organe: Leber, Gallenblase
Probleme: in Zusammenhang mit dem Element Frühling (hepatobiliär)
Charakteristische Gefühle: Wut, Zorn, Aggressivität

stanzen wie die fettlöslichen Vitamine (A, D, E, K) ermöglichen;
- Speicherung von Glykogen, ein Zucker, der vom Organismus bei Bedarf genutzt werden kann;
- Verstoffwechselung der Proteine, Zucker und Fette;
- Produktion von Plasmaproteinen, die wichtige Faktoren bei der Blutgerinnung sind;
- Speicherung von Vitamin B12;
- Auslösung einer antitoxischen Reaktion auf verschiedene Stoffwechselprodukte, Medikamente und schädliche andere Substanzen, die über die Nahrung aufgenommen werden.

In der chinesischen Medizin, die vor allem die energetischen Funktionen der Organe berücksichtigt, ist Aufgabe der Leber:

- das Blut zu speichern;
- das Blut zu reinigen und anzureichern;
- die Drainage und die Ausscheidung zu bewirken;
- die Sehnen zu kontrollieren und die Nägel zu härten;
- sich im Bereich der Augen zu öffnen, das heißt, das mit der Leber korrespondierende Sinnesorgan sind die Augen.

Indem sie das Blut speichert, entscheidet die Leber über die Aufrechterhaltung und Regulierung des Blutvolumens, das in den verschiedenen Körperregionen zirkuliert. Das Blutvolumen variiert je nach physiologischem Zustand des Organismus. Bei Anstrengung z.B. erhöht sich der Blutbedarf und die Leber setzt das Blut frei, das sie gespeichert hat, um auf derartigen Bedarf reagieren zu können. Auf diese Weise „ernährt" die Leber die Muskeln und beeinflusst die gesamte Gewebeaktivität der Organe und Eingeweide. Sie hat auch die Aufgabe, eine gute Körperhaltung und die leichte Gängigkeit von Bewegungen zu sichern. Wenn die Leber erkrankt, wird das Blut unregelmäßig gespeichert und so die Lebensaktivität des menschlichen Körpers beeinflusst. Eine Insuffizienz des Leberblutes verursacht pathologische Veränderungen wie: verschleierter Blick, Verfinsterung des Blicks, Kontraktion der Sehnen und Muskeln, Taubheit der Gliedmaßen, Oligomenorrhoe (verzögerte Menstruation), Amenorrhoe (Ausbleiben der Menstruation), Muskelkrämpfe, Sehnenschwäche, leicht brüchige Nägel (sie sehen auch trocken aus, sind bleich oder deformiert); auf Verdauungsebene manifestieren sich Probleme wie Aufstoßen, abdominale Distentionen (Aufblähung, Überdehnung) und Durchfälle, Übelkeit und Erbrechen.
Die Leber fürchtet sich vor Energieblockaden, wenn man zum Beispiel schlechte Laune hat. In diesem Fall sind ihre Drainage- und Ausscheidungsaktivitäten gefährdet. Auf der Gefühlsebene verursacht ein Energiestau in der Leber Depressionen, Sorgen, Hypochondrie, Traurigkeit und das Bedürfnis zu weinen. Bei Überaktivität löst die Leberenergie Reizbarkeit, Schlaflosigkeit, häufige Träume, Schwindel, „Mouche volantes" („fliegende Mücken") vor den Augen und Sehstörungen aus. Tatsächlich spiegelt sich der funktionelle Zustand der Leber häufig in den Augen wider: Liegt eine Leberblutinsuffizienz vor, sind die Augen trocken, schmerzhaft, gerötet und geschwollen, der Blick ist getrübt.

Die durch die Leber gesammelte Gallenflüssigkeit fließt in die Gallenblase. Die nervösen oder hormonellen Reflexe provozieren die Kontraktion der glatten Organmuskulatur der Gallenblase, die jetzt die Gallenflüssigkeit in den Zwölffingerdarm freisetzt. Die Rolle der Gallenblase besteht darin, die Gallenflüssigkeit zu konservieren. Sie ist das Produkt mehrerer Destillationen im Laufe der Nahrungsabsorption und Wasseraufnahme: ihre Aufgabe ist es, ihre wertvollen, mit Essenzen beladenen Säfte zu horten und sie im Inneren des Darmrohres zu verteilen. Die Gallenflüssigkeit hat zudem eine Gleitwirkung, die die Verdauung erleichtert. Darüber hinaus hat sie die Funktion den Darm vor Bakterien zu schützen. Wenn die Gallenflüssigkeit die Verdauungstätigkeiten von Milz, Bauchspeicheldrüse und Magen nicht unterstützen kann, können Symptome wie abdominale Distentionen und dickflüssiger, teigiger Stuhl auftreten. Wenn die Funktion der Gallenblase gestört ist, wird auch die des Darms gestört sein.

Die Leber und die Gallenblase stehen mit mentalen Aktivitäten in Zusammenhang. Bei Dysfunktionen dieser Organe können daher Störungen auftreten wie: Palpitationen, Schlaflosigkeit, häufige Träume, mangelnde Entschlussfähigkeit.

Sichtbare Merkmale (Antlitzdiagnose) und typische Symptome bei Leber- und Gallenblasenbeschwerden

- Fahler Teint
- Fettige Haut und fettiges Kopfhaar
- Wachwerden gegen zwei bis drei Uhr morgens mit unvollständiger Verdauung und Übelkeit
- Durchfall aufgrund zu stark gewürzter Speisen oder dem Genuss von Meeresfrüchten
- Wadenkrämpfe
- Reizbarkeit
- Kopfschmerzen (die an den Schläfen beginnen und Richtung Nacken absteigen)
- Neigung zu Arthritis und Arthrose
- Steine im Bereich der Gallenblase

Ernährungsempfehlungen für Grüne und bei Leber- und Gallenblasenbeschwerden

Nahrungsmittel, die nicht konsumiert werden sollten
Eier (wenn der Cholesterinspiegel erhöht ist)
Frittiertes Öl und alles Frittierte
Gekochte bzw. zerlassene Butter
Gesättigte Öle, tierische Fette
Hochprozentiger Alkohol und Liköre
Kaffee, Milchkaffee und schwarzer Tee
Kohlensäurehaltige und industriell hergestellte Getränke
Konserven und raffinierte Nahrungsmittel
Raffinierter Zucker
Süßigkeiten
Tabak
Zu lang gekochte Nahrung (Rohes bevorzugen)
Zu stark fermentierter Käse (insbesondere am Abend)

Nahrungsmittel, die einzuschränken sind
Fleisch und Wurstwaren
Meeresfrüchte und Schalentiere
Pilze
Wein

Empfehlenswerte Nahrungsmittel
Vollkorngetreide: Gerste, Hafer, Hirse, Mais, Vollkornreis, alle Arten von Vollkorngetreide, Weizen.
Früchte: Äpfel, Ananas, Aprikosen, Birnen, Erdbeeren, Heidelbeeren, Himbeeren, Kirschen, Kiwis, Oliven, Pfirsiche, schwarze Johannisbeeren, Weintrauben, Zitronen und andere Zitrusfrüchte.
Gemüsesäfte: Trinken Sie das Kochwasser von Artischocken und Sellerie, Saft aus Kresse, rohen Kartoffeln (die können mit Karotten und etwas Zitronensaft vermischt werden), schwarzem Rettich.
Gemüse: alle grünen Salate, Artischocken, Blattsalat, Brennnesseln, Chicoree, Knoblauch, Kohl, Kresse, Lauch, Löwenzahn, Möhren, roher oder gekochter Fenchel, Rosmarin, roter und schwarzer Rettich/Radieschen, Salbei, Sellerie, Spinat, Zwiebeln.

Tipps
- **Einen Löffel voll Olivenöl (vorzugsweise kaltgepresst) morgens nüchtern**
- **Einen Tropfen Zitronensaft**
- **Eine Honig-Kur in kleinen Mengen**
- **Magnesiumsalz**
- **Molke: reich an Kalzium, kann den Säuregehalt der Gallenflüssigkeit reduzieren**
- **Naturjoghurt, Bierhefe**

Bei Obstruktion der Gallenblase: Möhren, sehr reines Olivenöl morgens nüchtern

Um die Gallenblase wieder ins Gleichgewicht zu bringen: frische, in Wasser oder lauwarmer Milch aufgelöste Bierhefe

Bei Gallensteinen: Löwenzahn, Weintrauben, Tomaten

Kräutertee-Zubereitungen für Leber und Gallenblase

Gallensteine – Leberkoliken
Arenaria 50 g
Artischocken 50 g
Erika (Heidekraut) 30 g
Gravelline 50 g
Splintholz der Linde 30 g
Süßholz 30 g

Cholesterin
Artischocke 50 g
Habichtskraut 50 g
Javatee (Orthosiphon stamineus) 30 g
Mädesüß 50 g
Salbei 30 g
Steinklee 50 g

Leberinsuffizienz
Artischocke 30 g
Boldo-Blätter (Peumus boldus) 20 g
Fenchel 30 g
Kamille 20 g
Rosmarin 30 g
Seifenkraut (Saponaria) 20 g
Sternanis 20 g
Thymian 30 g

Der Kräutertee wird zubereitet, indem man zwei Löffel der Mischung pro Tasse 10 Minuten ziehen lässt. Trinken Sie zwei bis vier Tassen am Tag.

Die Roten

Die Roten sind robuste, kräftige Menschen, überwiegend im Bereich des Oberkörpers. Im Vergleich zu diesem erscheinen die Beine eher dünn (siehe Abb. 6). Extrovertiert und fröhlich wie sie sind, schätzen sie gute Gesellschaft und guten Wein. Die Farbe Rot charakterisiert auch ihre Gesichtshaut aufgrund der Empfindlichkeit der kapillaren Blutgefäße (die Äderchen platzen leicht). Ihre empfindlichen Organe sind Herz und Dünndarm. Die Beschwerden der Roten beginnen oft mit dem arteriellen und venösen Kreislaufsystem, das mit dem Element Feuer und der Jahreszeit Sommer in Zusammenhang steht.

Energetische Symptomatik des Herzens

Das Herz ist ein muskuläres Hohlorgan und liegt im Brustkorb, eingebettet in den Raum zwischen der rechten und der linken Lunge. Beim Erwachsenen wiegt es ungefähr 300 g. Es ist in vier Hohlräume unterteilt: zwei obere, „Herzvorhof" genannt, und zwei untere, die als „Ventrikel", Hauptkammern, bezeichnet werden. Der rechte Vorhof kommuniziert mit der rechten Hauptkammer, der linke Vorhof mit der linken Hauptkammer. Diese Teilung erlaubt eine Unterscheidung zwischen dem rechten oder venösen Herzen und dem linken, arteriellen Herzen. Diese beiden Teile des Herzens entsprechen prak-

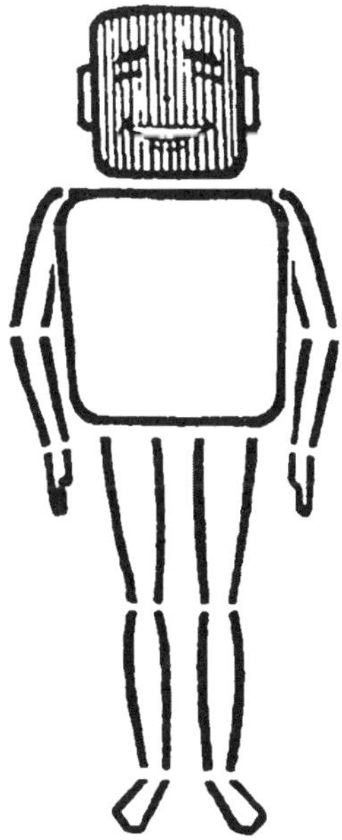

Abb. 6: Morphologie der Roten.

Element: Feuer
Jahreszeit: Sommer
Farbe: Rot
Organe: Herz, Dünndarm
Probleme: in Zusammenhang mit dem Element Sommer (Kreislauf) und dem Dünndarm
Charakteristisches Gefühl: Freude

tisch gesehen zwei miteinander gekoppelten Pumpen, die bei jedem Herzzyklus das Blut aus den Venen empfangen, es in die Vorhöfe führen und es dann simultan durch die Arterien schicken, die von den Ventrikeln abgehen. Im rechten Vorhof kommen in Wirklichkeit zwei große Venen an:

- die Vena cava inferior (untere Hohlvene), die das venöse Blut aus den unteren Extremitäten und dem Oberkörper führt;
- die Vena cava superior (obere Hohlvene), die das Blut aus dem Kopf und den oberen Extremitäten herantransportiert.

Der Herzmeridian ist nach der chinesischen Medizin energetisch mit dem Dünndarm verbunden. Seine Funktionen sind:

- das Blut in den Gefäßen zu lenken, was dem Gesicht Glanz verleiht;
- den „Geist des Lebens“ oder das „Shen“ zu enthalten;
- sich über die Zunge zu öffnen.

Das Herz hat daher die Funktion, das Blut in den Gefäßen voran zu treiben; das ist die motorische Kraft des Blutkreislaufs. Wenn die Energie des Herzens stark ist, zirkuliert das Blut kontinuierlich im Gefäßinneren des gesamten Kreislaufs, um den Bedarf des Organismus erfüllen zu können.
Über ihre Verbindung zum Herzen, zum Blut und den Gefäßen (die insbesondere im Gesicht sehr zahlreich vorhanden sind) manifestiert sich die Kraft oder Schwäche der Herzenergie, sei es durch Veränderungen des Pulsschlags oder durch Änderung der Gesichtsfarbe. Wenn die Herzenergie reichlich vorhanden ist, ist der Puls regelmäßig, stark und der Teint rosig. Liegt eine Insuffizienz der Herzenergie und des Blutes vor, ist der Puls schwach und dem Teint fehlt Glanz, er wird blass, beinahe wachsartig.
Das „Shen“ repräsentiert das Bewusstsein, das vom Herzen gesteuert wird (der belebende Geist, die Aktivität, das Denken). Im Falle von Herzinsuffizienz zeigt sich das in Form von Missfallen, Depression, Angstzuständen und der Schwierigkeit zu lachen. Ein Überschuss an Energie im Herzen ruft geistige Unruhe, Übererregung, leichtes Lachen und unkontrolliertes Schluchzen hervor.
Da das Herz sich über die Zunge öffnet, ist bei normaler Herzfunktion die Zunge rosig, der Geschmackssinn fein entwickelt und die Zungenbeweglichkeit elastisch und natürlich. Wenn das Herz pathologisch verändert ist, zeigt sich das an bestimmten Hinweisen auf der Zunge: sie wird blass, trocken, rot, mit roter Spitze, violett, bleich, blutunterlaufen.
Heutzutage zählen die Herz-Kreislauf-Erkrankungen zu den häufigsten Erkrankungen. In den industrialisierten Ländern führen z.B. Infarkt, Arteriosklerose, Kongestion und Thrombosen in 50 % der Fälle zum Tod. Als Ursprung dieser Erkrankungen sind oft körperliche Ursachen und Fehlernährung festzustellen.
Die Blutzirkulation kann als gut bezeichnet werden, wenn das Blut, vom Herzen angetrieben, die lebensnotwendigen Elemente über die Arterien, Kapillargefäße und Venen zu den Zellen bringt und die Abfallprodukte der verschiedenen Stoffwechselprozesse drainiert und entsorgt.

Zu den psychischen Ursachen, die mit Störungen der Herzfunktion einhergehen, zählen: psychische Aggressionen (Stress, Vorurteile, Ängstlichkeit), mangelnde Ausgeglichenheit unserer natürlichen Lebenszyklen (mangelnder Schlaf und mangelnde Ruhe), fehlende körperliche Bewegung oder zu starke, heftige Anstrengungen durch sporadische Ausübung der körperlichen, sportlichen Betätigung, Umweltverschmutzungen und auch Ungleichgewichte in unserem Sexualleben.

Was die Ernährung angeht, so ist bekannt, dass ein übermäßiger Genuss von bestimmten tierischen Fetten, darunter diejenigen mit hohem Gehalt an gesättigten Fettsäuren, die Ursache für Herz-Kreislauf-Erkrankungen sein kann: sie werden im Laufe der Verdauung nicht abgebaut, vermischen sich mit dem Cholesterin und lagern sich an den Innenwänden der Arterien an. Das geht manchmal so weit, dass sie die Gefäße verstopfen bzw. verschließen.

Übergewicht, das auf eine schlecht ausgewogene Ernährung und Nikotinsucht zurückzuführen ist, ermüdet das Herz, insbesondere wenn zusätzlich der Cholesterinspiegel erhöht ist.

Was den übermäßigen Konsum von Fetten und Ölen betrifft, so ist es wichtig zu verstehen, dass diese normalerweise keine Gefahr für das Herz darstellen, da der Körper sie in Form von Fetten speichert. Das passiert jedoch nicht, wenn die Fette nicht natürlich sind oder durch die Zubereitung beim Kochen (zu heißes Öl, in Butter gebratenes Fleisch etc.) verändert wurden, sodass die normalen Stoffwechselvorgänge gestört werden, woraus sich wiederum körperliche Beschwerden entwickeln können.

Das Cholesterin ist zur „Schmierung“ der Arterien nötig und schützt die Zellen in den Gefäßwänden. Wenn sie abgenutzt sind, werden sie mit dem gespeicherten Cholesterin in den Blutkreislauf abgestoßen. Andere Zellen werden dann aus dem frischen Blut das Cholesterin wieder absorbieren.

Sichtbare Merkmale (Antlitzdiagnose) und Symptome bei Herzproblemen

Wenn ein Überschuss an Herzenergie vorliegt:

- Rot angelaufenes Gesicht
- Ausgeprägte Rötung oberhalb der Augenbrauen

- Rote und geschwollene Ohrläppchen
- Schweiß um die Lippen herum
- Heißes und feuchtes Gesicht

Wenn eine Insuffizienz an Herzenergie vorliegt:

- Weiße Färbung oberhalb der Augenbrauen und der Lippen

Es ist gut, sich daran zu erinnern, dass die Hormonsekretion der Schilddrüse den Rhythmus des Herzschlags kontrolliert; eine übermäßige Sekretion verursacht z.B. eine Tachykardie.
In dem Wissen, dass eine der Wirkungen von Essig darin besteht, Phosphor zu absorbieren und die Schilddrüse zu stimulieren, ist es dementsprechend leicht, sich die Auswirkungen eines hohen Essigkonsums vorzustellen.

Ernährungsempfehlungen für Rote und bei Herzproblemen

Nahrungsmittel, die niemals konsumiert werden sollten
Gesättigte Fette; die schlimmste Mischung ist die Kombination aus Stärke und Öl (frittierte Kartoffeln, Pommes frites)
Kochsalz

Empfehlenswerte Nahrungsmittel
Gegen Kreislaufstörungen: Brennnesseln, Knoblauch, Pampelmusen, Roggen, Zitronen
Gegen Herzschwäche: Knollensellerie, Weintrauben, Zwiebeln
Bei Übersäuerung des Blutes: Erdbeeren, Pfirsiche, Tomaten, Weintrauben, Zwiebeln (das Blut sollte basisch sein; wenn der Säuregehalt stattdessen zu hoch werden sollte, kann der Austausch nicht mehr adäquat stattfinden und es treten Schwellungen auf)
Gegen Bluthochdruck: Birnen, Knoblauch, Pampelmusen, schwarze Johannisbeeren, Roggen, Vollkornreis, Zitronen
Zur Blutreinigung: Artischocken, Knollensellerie, Kürbis, Rettich, Spargel, Zitronen. Zweimal im Jahr eine 21-tägige Gemüsekur

Wenn das Blut zu dick ist: Knoblauch, Tomaten, Zitronen.

Tipp
- **Vermeiden Sie zu heftige Anstrengungen beim Sport.**

Kräutertee-Zubereitungen für das Herz

Arterieller Bluthochdruck
Mistel 50 g
Olivenblätter 50 g
Weißdorn 50 g

Bluthochdruck mit Wasserretention
Schwarze Johannisbeeren 30 g
Stiele von Kirschen 30 g

Arterielle Hypotonie (zu niedriger Blutdruck)
Ginster 50 g
Knoblauch (wenn Sie ihn vertragen) 2 Zehen
Mariendistel 50 g

Hämorrhoiden, Varizen, Kreislauf
Hamamelis (Zaubernuss) 50 g
Rosskastanie 30 g
Rotes Weinlaub 50 g
Splintholz von Linden 30 g
Sternanis 30 g

Der Kräutertee wird zubereitet, indem man zwei Löffel der Mischung pro Tasse 10 Minuten ziehen lässt. Trinken Sie zwei bis vier Tassen am Tag.

Energetische Symptomatik des Dünndarms

Der Dünndarm liegt im Bauchraum und ist oben mit dem Magen, unten mit dem Dickdarm verbunden. Sein Meridian steht mit dem Herzen in Verbindung. Die Funktion des Dünndarms ist es, die Materie, die ihm vom Magen übertragen wird, aufzufangen und umzuwandeln, das „Reine" vom „Unreinen" zu trennen, essenzielle Nahrungsinhaltsstoffe zu assimilieren und Abfall-

stoffe in Richtung Dickdarm sowie unbenötigte Flüssigkeiten in Richtung Blase weiterzuleiten.
Seine Fehlfunktion verursacht:

- Häufige oder seltene Blasenentleerung, schmerzhaftes Harnlassen, Zystitis (Blasenentzündung),
- Störungen der Darmentleerung, Kolitis (Dünndarmentzündung), etc.

Der Dünndarm ist eine der wichtigsten Verteidigungslinien der körperlichen Immunabwehr: es ist daher unmöglich, andere Beschwerden zu kurieren, solange er gestört ist. Außerdem nimmt er als einer der Hersteller von Blutplasma die Schlüsselfunktion bei der Aufrechterhaltung des allgemeinen Gleichgewichts des Organismus ein.

Sichtbare Merkmale (Antlitzdiagnostik) und Symptome bei Dünndarmproblemen

- Rötung inmitten der Stirn, zwischen den Augenbrauen, mit erhöhter Sensibilität in dieser Zone
- Bei Frauen ist eine Verbreiterung des Beckens zu beobachten, Fettansammlungen oder Zellulite (Orangenhaut)
- Durchfälle und Parasiten
- Wenn die Beschwerden sich verschlimmern, können sich Eierstockzysten bilden
- In einigen Fällen Gedächtnisverlust

Ernährungsempfehlungen für Rote und bei Dünndarmproblemen

Nahrungsmittel, die nicht konsumiert werden sollten

Fette, gesättigte oder frittierte Öle
Fleischbrühe und gekochtes Fleisch
Hochprozentiger Alkohol und Liköre
Innereien
Kaffee, Milchkaffee und schwarzer Tee
Kräftige Weine
Pilze
Raffinierter Zucker, Süßigkeiten
Rotes Fleisch und Schweinefleisch
Stark fermentierter Käse
Weiße Bohnen
Wild
Zu hart gekochte Eier

Nahrungsmittel, die eingeschränkt konsumiert werden sollten

Fleisch
Salz

Empfehlenswerte Nahrungsmittel

Algen
Vollkorngetreide: Gerste, Hirse, Roggen, Vollkornreis
Früchte: Ananas, Birnen, Erdbeeren, Heidelbeeren, Himbeeren, Kirschen, Kiwis, Melonen, Oliven, Pfirsiche, Pflaumen, schwarze Johannisbeeren, Weintrauben, Zitrusfrüchte (alle)
Weizenkeimlinge bzw. -sprossen
Gemüsesäfte, zu Anfang in verdünnter Form, um das Risiko einer Kolitis zu vermeiden
Gemüse: Artischocken, Blattsalate, Chicoree, Knoblauch, Kohl, Kresse, Lauch, Löwenzahn, Mairüben (Navetten), Möhren, Petersilie, Sellerie, Spinat, Zwiebeln (das Gemüse wird vorwiegend roh oder als Saft zu sich genommen)
Milchsaure Produkte (lakto-fermentiert)
Soja
Joghurt und Hefe, insbesondere bei Reizungen
Bei Parasitenbefall: Knoblauch, Kresse
Bei entzündlichen Beschwerden: Algen und frische Hefe
Bei Dünndarminfektionen: Äpfel, Birnen, Blattsalat, Erdbeeren, Kirschen, Möh-

ren, Sellerie, Spinat, Tomaten, Weintrauben
Zur Remineralisation: Algen, Blumenkohl, Linsen, Mairüben (Navetten), Sellerie, Soja
Zur Wiederherstellung der Darmflora: Roggen, Vollkornreis, Weizen

Kräutertee-Zubereitungen für den Dünndarm

Dünndarmleiden und Sinusitis
Artischocke 50 g
Boldoblätter (Peumus boldus) 50 g
Erdrauch 20 g
Löwenzahn 20 g
Seifenkraut (Saponaria) 10 g

Störungen bei der Blutreinigung, die vom Dünndarm verursacht werden
Absinth/Wermut 20 g
Blätter der schwarzen Johannisbeere 30 g
Mädesüß 20 g
Salbei 30 g
Walnussblätter 30 g

Menopause (Hitzewallungen)
Arenaria 20 g
Mistel 20 g
Rotes Weinlaub 20 g
Sternanis 20 g
Weißdorn 50 g
Weiße Nessel 30 g
Zinerarie 50 g

Diarrhoe/Durchfall
Heidelbeere (Blätter) 30 g
Kaktusblüten 25 g
Knöterich 30 g
Odermenning (Agrimonia eupatoria) 30 g
Quitte 10 g
Salpeter 25 g

Kolibakterien
Augentrost (Euphrasia) 25 g
Heidelbeere (Blätter) 25 g
Knöterich 25 g
Minze 10 g
Nelkenwurz (Geum urbanum) 25 g
Odermenning (Agrimonia eupatoria) 30 g
Wilder Engelwurz (Angelica sylvestris) 10 g

Zystitis
Bärentrauben 50 g
Erika 25 g
Eukalyptus 10 g
Glaskraut (Parietaria officinalis) 10 g
Goldrute 10 g
Maishaar 25 g
Quecke 10 g
Süßholz 10 g

Der Kräutertee wird zubereitet, indem man zwei Löffel der Mischung pro Tasse 10 Minuten ziehen lässt. Trinken Sie zwei bis vier Tassen am Tag.

Die Gelben

Die Menschen, die zur individuellen Typologie der Gelben zählen, korrespondieren mit dem Element Erde und der Jahreszeit Spätsommer. Sie weisen eine ähnliche Körperstruktur wie die Grünen auf, sind aber weniger kantig und weniger muskulös (siehe Abb. 7). Ebenso ist das Gesicht, im Vergleich mit den Grünen, ovaler und sowohl die Haut als auch die Haare neigen zu Trockenheit und Mineralienmangel. Sie werden eher braun, wobei die Haut einen Goldton annimmt.

Energetische Symptomatik der Milz, der Bauchspeicheldrüse (Pankreas) und des Magens

Die Milz, ein Organ mit ovaler Form und dunkelroter Farbe, wiegt ungefähr 180 g. Sie liegt unterhalb des Zwerchfells im linken oberen Teil der Bauch-

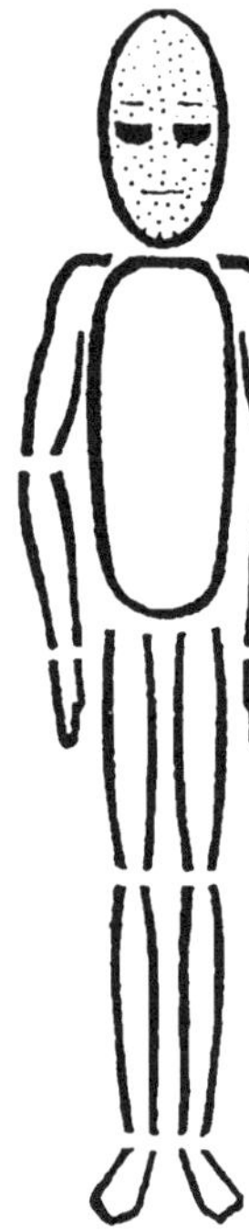

Abb. 7: Morphologie der Gelben.

Element: Erde
Jahreszeit: Spätsommer
Farbe: Gelb
Organ: Magen, Milz und Bauchspeicheldrüse (Pankreas)
Probleme: verbunden mit dem Element Spätsommer (Verdauung, Nerven- und Immunsystem)
Charakteristisches Gefühl: Reflexion, Besonnenheit

höhle. Sie entwickelt im Hinblick auf fremde Substanzen, Mikroorganismen und gealterte Blutzellen eine intensive Phagozytose. Das bedeutet, dass sie „alte" rote Blutkörperchen zerstört und das wieder verwendbare Material zurückgewinnt, das diese enthalten. Darüber hinaus ist sie der Entstehungsort von Lymphozyten, plasmozytären Zellen und anderen weißen Blutkörperchen sowie Bindegewebszellen. Sie fungiert auch als Erythrozytenspeicher (rote Blutkörperchen). Im Notfall können die in der Milz enthaltenen roten Blutkörperchen wieder in den Blutkreislauf freigesetzt werden und dadurch die Sauerstofftransportkapazität des Blutes erhöhen.

Die Bauchspeicheldrüse ist eine große Drüse mit einer unregelmäßigen Oberfläche, die transversal auf der hinteren Bauchwand liegt. Man kann zwei Teilbereiche mit unterschiedlichen Funktionen unterscheiden: der erste Teil begleitet den Verdauungsvorgang, indem er pro Tag ungefähr 1,2 bis 1,5 Liter Pankreassaft (Bauchspeichel) produziert. Bauchspeichel reduziert den Säurespiegel, der dem Zwölffingerdarm vom Magen zur Verfügung gestellt wird und wirkt auf die Kohlenhydrate, Lipide (Fette), Proteine (Eiweiße) und Nukleinsäuren ein. Der zweite Teil des Pankreas hat dagegen eine endokrine Funktion, er produziert Hormone, die den Glykämiespiegel regulieren: das Insulin und das Glukagon.

In der chinesischen Medizin werden die Organe Milz und Pankreas (Bauchspeicheldrüse) als zusammengehörend betrachtet. Ihr Meridian kommuniziert mit dem Magen. Das Ensemble Milz-Pankreas hat die Aufgabe:

- den Verdauungsprozess über den Transport und die Umwandlung der essenziellen Substanzen und Flüssigkeiten zu kontrollieren;
- die Bluthomöostase zu regulieren, das heißt die Zirkulation des Blutes in den Gefäßen, wobei Blutaustritt in das umliegende Gewebe vermieden werden soll;
- Muskeln, das Körpergewebe (Fleisch) und die Extremitäten zu versorgen, indem die Substanzen umgewandelt werden, die sie dann ernähren;
- sich über den Mund zu öffnen und den Lippen Glanz zu verleihen.

Wenn die Energie von Milz und Pankreas gestört ist, zeigen sich:

- Verdauungsstörungen (mit aufgetriebenem Bauch), Dyspepsie („Reizmagen"), teigige, dickflüssige Stühle, Müdigkeit, Abmagerung etc.;
- Probleme, die mit einem Flüssigkeitseinbehalt einhergehen: Ödeme, Diarrhoe, Katarrhe und Schleimbildung, Adhäsionen/Verklebungen etc.;
- Hämorrhagien (Blutungen) wie z.B. Hämatome, häufige Menstruationen, blutige Stühle, Blut im Urin, Nasenbluten;

- Kraftlosigkeit und Schwäche in Gliedmaßen und Muskeln;
- Appetitlosigkeit, pelziges Gefühl im Mund, fader Geschmack im Mund.

Aus chinesischer Sicht korrespondiert der Mund mit der Öffnung von Milz und Pankreas: wenn die Energie dieser Organe ausreichend vorhanden ist, sind die Lippen rosig und hydratisiert bzw. prall; wenn sie es nicht ist, werden die Lippen blass, schlaff und gelb.

Die Funktion des Magens ist es, die Nahrung zu empfangen, zu leiten und zu zersetzen. Der Magensaft, von dem aus gutem Grund 1-2 Liter pro Tag von der Magenwand ins Mageninnere abgegeben werden, reagiert auch bakterizid auf mit der Nahrung eingedrungene Keime. Der Magen ist das Organ, in dem sowohl die Verdauung von Fetten und Proteinen (Eiweißen) beginnt als auch die Absorption von einfachen Substanzen wie Alkohol, Zucker (Glukose) und Wasser stattfindet. Er bildet auch ein lebensnotwendiges Element, den so genannten Intrinsic Factor, ein Glykoprotein, durch das der Organismus das Vitamin B12 aufnehmen kann, das entscheidend für die Reifung der roten Blutkörperchen ist.
Sind die Substanzen einmal assimiliert und vom Magen zersetzt, werden sie in den Dünndarm transportiert; durch die Milz-Pankreas-Funktionen von Transport und Umwandlung werden diese essenziellen Substanzen dem ganzen Körper zur Verfügung gestellt.
Magen, Milz und Bauchspeicheldrüse sind daher die wichtigsten Organe bei der Verdauung und Nahrungsassimilation. Eine Abnahme ihrer Energie ruft folgende Symptome hervor:

- Appetitabnahme
- Schmerzen und gastroabdominale Distention (Überdehnung bzw. Bauchaufblähung)
- Übelkeit
- Erbrechen
- Regurgitation (Wiederhochkommen bereits heruntergeschluckter Speisen)

Sichtbare Merkmale (Antlitzdiagnose) und Symptome bei Beschwerden von Milz und Pankreas

- Reaktionen im Bereich der Haut mit Schwellungen und Juckreiz
- Schlechte Immunisierung und Narbenheilung
- Nervosität
- Morgendliche Müdigkeit
- Harter und berührungsempfindlicher Bauch, ständig aufgetrieben
- Exzessive Müdigkeit nach einer Anstrengung
- Geschwüre
- Kontinuierliche Kopfschmerzen
- Chronischer Rheumatismus
- Konzentrationsstörungen

Wichtig: Ein großer seelischer Schock kann die Bauchspeicheldrüse in Mitleidenschaft ziehen!

Sichtbare Merkmale (Antlitzdiagnose) und Symptome von Magenbeschwerden

- Rötung im oberen Bereich der Wangenknochen nach den Mahlzeiten
- Furunkel
- Gastritis (Übersäuerung und Sodbrennen)
- Magenschwellungen nach der Nahrungsaufnahme
- Müdigkeit nach dem Essen
- Gegen 11 Uhr morgens oder gegen 16-17 Uhr nachmittags entsteht das Bedürfnis, etwas zu essen

Ernährungsempfehlungen für Gelbe und bei Beschwerden von Milz, Pankreas und Magen

Nahrungsmittel, die nicht konsumiert werden sollten
Eier (wenn das Cholesterin erhöht ist)
Frittiertes Öl und alles Frittierte
Gesättigte Öle
Hochprozentiger Alkohol und Liköre

Kaffee, Milchkaffee und schwarzer Tee
Kohlensäurehaltige und industriell hergestellte Getränke
Konserven und raffinierte Nahrungsmittel
Sehr stark gebratene Nahrungsmittel
Süßigkeiten
Tabak
Weißbrot und Weißmehl
Weißer Zucker
Zu stark fermentierter Käse (insbesondere am Abend)

Nahrungsmittel, die eingeschränkt konsumiert werden sollten
Fleisch, Wurstwaren
Meeresfrüchte und Schalentiere
Pilze
Wein

Empfehlenswerte Nahrungsmittel
Vollkorngetreide: Gerste, Hafer, Hirse, Mais, Reis, Weizen
Früchte: Äpfel, Ananas, Aprikosen, Birnen, Erdbeeren, Heidelbeeren, Himbeeren, Kirschen, Kiwis, Oliven, Pfirsiche, schwarze Johannisbeeren, Weintrauben, Zitrusfrüchte
Gemüsesäfte: Kochwasser von Artischocken, Saft aus Sellerie, Kresse, rohen Kartoffeln (der Saft kann mit Möhren- und Zitronensaft vermischt werden), schwarzer Rettich
Gemüse: Artischocken, Brennnesseln, Chicoree, Fenchel roh oder gekocht, grüne Salate (alle Sorten), Knoblauch, Kohl, Kresse, Lauch, Löwenzahn, Möhren, Rosmarin, Salbei, schwarzer und roter Rettich, Sellerie, Spinat, Zwiebeln

Tipps
- **1 Löffel Olivenöl (vorzugsweise aus 1. Kaltpressung) morgens auf nüchternen Magen mit 1 Tropfen Zitronensaft**
- **Nicht zu heiße Nahrungsmittel aufnehmen**
- **Nicht während der Mahlzeiten trinken**
- **Nicht essen ohne zu kauen**
- **Naturjoghurt, Bierhefe**

Bei Magenentzündungen
- **Äpfel**
- **Tomaten**

- **Weintrauben (je stärker der Magen gereizt ist, desto stärker muss der Saft verdünnt werden)**

Bei Magenerweiterung bzw. -überdehnung
- **Apfel**
- **Knoblauch**
- **Pampelmuse**
- **Sellerie**

Bei Magenreizung
- **Auberginen**
- **Chicoree**
- **Frische Hefe**
- **Heidelbeeren**
- **Spargel**

Bei unzureichender Versorgung des Pankreas mit Kalium
- **Grüne Bohnen (Brechbohnen)**
- **Petersilie**
- **Sellerie**
- **Zucchini**

Kräutertee-Zubereitungen für Milz und Pankreas

Furunkel und allergische Hautreaktionen
Bittersüßer Nachtschatten (Solanum dulcamara) 30 g
Chicoree 20 g
Klette 30 g
Sarsaparille (Smilax officinalis) 30 g
Seifenkraut (Saponaria, Kraut) 30 g

Kräutertee-Zubereitungen für den Magen

Aerophagie mit Krämpfen
Ambrosia (Beifußblättriges Traubenkraut, Ambrosia artemisiifolia) 50 g
Feldthymian (Quendel, Wilder Thymian) 20 g

Fenchel 30 g
Koriander 20 g
Salbei 20 g
Sternanis 30 g
Süßholz 40 g
Thymian 20 g
Wilder Engelwurz (Angelica sylvestris) 20 g

Magenbrennen (Gastritis) und aufgetriebener Magen
Feldthymian (Quendel, Wilder Thymian) 20 g
Kamille 10 g
Kugelblume (Lytanthus) 30 g
Malve 20 g
Malvenblüten (Altea selvatica) 20 g
Süßholz 20 g

Der Kräutertee wird zubereitet, indem man zwei Löffel der Mischung pro Tasse 10 Minuten ziehen lässt. Trinken Sie zwei bis vier Tassen am Tag.

Die Weißen

Das sind Menschen, die mit dem Herbst und dem Element Metall korrespondieren. Sie bilden zwei Untergruppen: die „dilatierten Weißen" und die „kontrahierten Weißen", deren Gemeinsamkeit in einer gewissen Blässe besteht. Es handelt sich hier um eher reservierte, introspektive Personen, die zur Melancholie neigen. Der dilatierte Weiße hat einen ovalen Kopf mit einem eher großen Kiefer; die Körpersilhouette folgt ein wenig dieser Form: der untere Teil ist offen gesagt größer als der obere Teil und der dilatierte Weiße tendiert zu Korpulenz im unteren Rumpfbereich (siehe Abb. 8). Das empfindliche Organ des dilatierten Weißen ist der Dickdarm, der zu Trägheit neigt. Auch die Lymphzirkulation ist oft durch Ödeme verlangsamt, insbesondere in den unteren Extremitäten. Sehr oft leiden diese Menschen unter Hormonstörungen.

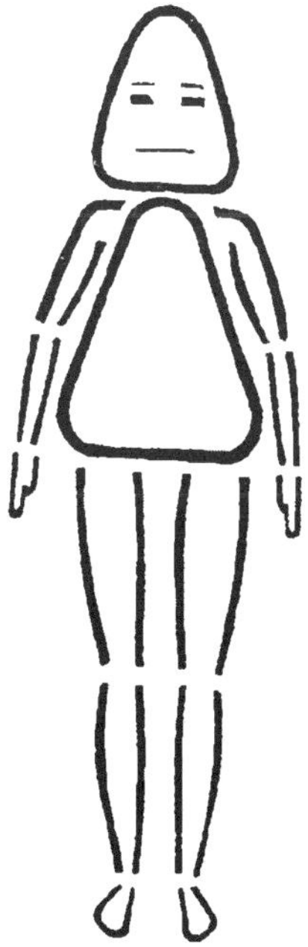

Abb. 8: Morphologie des dilatierten Weißen.

Element: Metall
Jahreszeit: Herbst
Farbe: Weiß
Organe: Dickdarm (besonders bei den dilatierten Weißen), Lunge (besonders bei den kontrahierten Weißen)
Probleme: verbunden mit dem Element Herbst (Eingeweide und Lymph-Kreislauf)
Charakteristisches Gefühl: Traurigkeit

Der kontrahierte Weiße ist höher, mager, mit feinen Schultern und nach vorne hin ein wenig gebeugt. Der Kopf ist mager und kantig, das Gesicht von tiefen Falten durchzogen (siehe Abb. 9). Sein empfindliches Organ sind die Lungen und im Bereich der Atemfunktionen können Beschwerden auftreten.

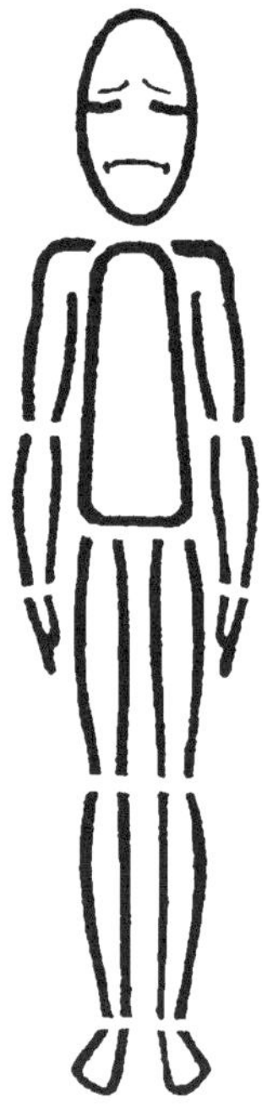

Abb. 9: Morphologie des kontrahierten Weißen

Element: Metall
Jahreszeit: Herbst
Farbe: Weiß
Organe: Dickdarm (besonders bei den dilatierten Weißen), Lunge (besonders bei den kontrahierten Weißen)
Probleme: verbunden mit dem Element Herbst (Atemfunktionen)
Charakteristisches Gefühl: Traurigkeit

Energetische Symptomatik des Dickdarms, die typisch für dilatierte Weiße ist
Der Dickdarm ist ungefähr 1,6 m lang. Es ist der Ort, an dem die Absorption von Wasser und Mineralsalzen abgeschlossen wird. Das geschieht, indem dem Stuhl das Wasser entzogen wird und die Stühle kompakter werden, damit das Gleichgewicht des Wasser-Natrium-Verhältnisses im Organismus bewahrt wird. Die Darmschleimhaut sondert Schleim ab, um die Passage der Stühle zu erleichtern. Von der Darmschleimhaut können bestimmte Medikamente absorbiert werden. Gewisse Bakterien, die in diesem Teil des Darms vorkommen, synthetisieren die Hauptvitamine der Gruppe B und das Vitamin K (anti-hämorrhagisch). Andere Bakterien produzieren Enzyme, die Stärke, Zellulose und das Eiweißmaterial angreifen. Die Kohlenhydrate unterliegen einer Säuregärung, die mit der Bildung von Kohlendioxid einhergeht. Die Proteine dagegen unterliegen aufgrund ihrer komplexen Struktur einem Fäulnisprozess.
Wenn die Funktionen des Dickdarms unregelmäßig sind, ist die Auswirkung in der Zusammensetzung und Qualität des Stuhlgangs zu spüren, möglicherweise in Form einer Durchfallerkrankung, ölig-fettigen Stühlen oder Verstopfung.

Sichtbare Merkmale (Antlitzdiagnostik) und Symptome bei Dickdarmbeschwerden

- Schwellungen entlang des Rektum (Enddarms)
- Dehnung/Erweiterung des Abdomens und des Beckens
- Weißes und dilatiertes Gesicht
- Bei jungen Menschen zeigen sich Akne und kleinere Hautirritationen, insbesondere in der Zone des Rektum
- Verstopfung
- Geschwollener, geblähter Bauch nach den Mahlzeiten

Ernährungsempfehlungen für dilatierte Weiße und im Falle von Dickdarmbeschwerden

Nahrungsmittel, die nicht konsumiert werden sollten
Alkohol und Liköre
Bratöl, gesättigte und frittierte Öle
Fermentierte Nahrungsmittel
Fleischbrühe, gekochtes Fleisch
Gebäck Kuchen, Torten, Schokolade
Kaffee, Milchkaffee und schwarzer Tee
Kohlensäurehaltige und gesüßte Getränke
Milch
Pfeffer
Pilze
Raffinierte Nahrungsmittel und Konserven
Schweinefleisch, rotes Fleisch, Würstchen und Wurstwaren
Soßen
Wilderzeugnisse
Zu stark fermentierter Käse

Nahrungsmittel, die eingeschränkt konsumiert werden sollten
Eier
Früchte
Gemüse
Kartoffeln
Käse (insbesondere am Abend)
Mehlprodukte (Vollkornbrot und Vollkornteigwaren)
Salz
Weißes Fleisch

Empfehlenswerte Nahrungsmittel
Algen, auch in Tablettenform
Bierhefe
Getreide (Vollkornreis, Buchweizen)
Lauch

Löwenzahn
Sellerie
Soja

Weizenkeime (1-3 Löffel pro Tag, 15-20 Tage lang alle zwei Monate)
Zwiebeln

Tipps

- **Vermeiden Sie ein Übermaß an Salz!**
- **Trinken Sie nicht während der Mahlzeiten!**

Gegen Verstopfung

- **Algen**
- **Lauch**
- **Olivenöl, vorzugsweise aus erster Kaltpressung morgens auf nüchternen Magen**

Früchte, immer vor den Mahlzeiten

- **Kirschen**
- **Melonen**
- **Pflaumen**
- **Weintrauben**

Abführmittel für den gesamten Darmtrakt

- **Feigen**
- **Getreide**
- **Kaliumsalz**
- **Magnesiumchlorid zur besseren Darmentleerung**

Wir haben nun gesehen, dass es nötig ist, sich ernsthaft mit dem Dickdarm zu beschäftigen und ihm immer wieder Zeiten der Darmreinigung und Zeiten der Erholung zuzugestehen, allerdings nur unter der Bedingung, dass die Reinigungsphasen nicht so weit übertrieben werden, dass die Gesamtheit der organischen Funktionen gestört wird. Die Kräutertee-Zubereitungen, die nachfolgend aufgelistet sind, können Ihnen dabei auch helfen.

Kräutertee-Zubereitungen für den Dickdarm

Spezifischer Kräutertee
Essigros (Rosa pallida) 40 g
Faulbaum 40 g
Lakritze Süßholz 40 g
Malve 30 g
Sternanis 20 g

Oder außerdem:
Fenchel (zerstoßene Früchte) 10 g
Holunderblüten 20 g
Löwenzahn (Wurzeln) 10 g
Malvenblüten 20 g
Sennesblätter (Blätter) 20 g
Sternanis 10 g
Tausendgüldenkraut (Centaureum, Kraut) 10 g

Vergessen wir die Trockenpflaumen nicht. Es ist notwendig sie morgens nüchtern ohne Zucker zu essen. Dazu geben Sie sie am Vorabend in Wasser, nachdem Sie sie zerkleinert haben. Lassen Sie sie in viel Wasser kochen, das zwei Mal ausgetauscht werden sollte. Essen Sie sie am nächsten Morgen vor dem Frühstück. Das ist ein wunderbares Abführmittel mit milder Wirkung bei empfindlichem Darm.

Trockene Kolitis mit Fermentation (Gärung)
Ambrosia (Beifußblättriges Traubenkraut, Ambrosia artemisiifolia) 50 g
Eibisch (Althaea officinalis) 50 g
Malvenblätter 50 g
Sternanis 30 g

Kolitis, von Durchfall begleitet
Ambrosia (Beifußblättriges Traubenkraut, Ambrosia artemisiifolia) 50 g
Fenchel 30 g
Heidelbeeren (Früchte) 30 g
Sternanis 25 g
Thymian 30 g
Vollkornschrotbrot 30 g

In Krisenzeiten trinken Sie nur zu 50 % mit Wasser verdünnten Gemüsesaft.

Der Kräutertee wird zubereitet, indem man zwei Löffel der Mischung pro Tasse 10 Minuten ziehen lässt. Trinken Sie zwei bis vier Tassen am Tag.

Energetische Symptomatik der Lungen, die typisch für den Typus des kontrahierten Weißen ist

Die Lunge, im Inneren des Brustkorb gelegen, kommuniziert mit dem Rachen und öffnet sich in die Nase. Ihr Meridian ist mit dem Dickdarm verbunden. Die physiologischen Funktionen der Lunge sind:

- die Energie und die Atmung zu regulieren;
- die Diffusion zu steuern und mit der Außenwelt über die Haut und die Haare zu kommunizieren;
- sich über die Nase zu öffnen.

Indem sie die Energie der Atmung und die des ganzen Organismus kontrolliert, beeinflusst die Lunge die funktionelle Aktivität des Letztgenannten und seine Lebensenergie.
Wenn man sich im Zustand einer energetischen Insuffizienz im Bereich der Lungen befindet, wird man folgende Symptome feststellen:

- Körperliche Müdigkeit;
- Tiefe Stimme bis zur Stimmlosigkeit;
- Beschleunigte Atmung, erhöhte Atemfrequenz;
- Schwache Atmung.

Die Diffusionsfunktion der Lunge ermöglicht es, die Energie zur Abwehr und die organischen Flüssigkeiten im ganzen Körper zu verteilen, sowohl zur Erwärmung als auch zur Befeuchtung von Muskeln, Haut und Haaren. Haut und Haare sind das Schutzschild unseres Körpers gegen gegensätzliche Energien (Hitze, Kälte, Feuchtigkeit, Trockenheit, Wind).
Um die Thermoregulation des Körpers zu sichern, kann die Lunge die Poren der Haut öffnen und schließen; demzufolge ist sie dann auch für eine mehr oder weniger intensive Schweißproduktion verantwortlich. Wenn man sich

inmitten einer Klimastörung oder in einem Klimawechsel befindet, kann die Lunge ihre Abneigung gegen das Heiße oder Kalte oder gegen Feuchtigkeit durch Fieber, verstopfte Nase, laufende Nase (mit mehr oder weniger klarem Sekret, mehr oder weniger viskosem Sekret), Husten, Atemnot etc. verdeutlichen. Bei einer Störung der Lungenenergie können Symptome wie Asthma, Husten etc. auftreten.
Die Nase ist der Gang für die Atmung. Eine normale Atmung und ein normaler Geruchssinn hängen vor allem von der Aktivität der Lungenenergie ab. Wenn diese normal ist, ist die Atmung frei und der Geruchssinn fein ausgeprägt. Wenn dagegen zum Beispiel die Energie der Lungen durch äußere Faktoren gestört ist (übermäßige Hitze, Kälte, Wind etc.), kann die Nase verstopft sein und z.B. Rhinorrhoe (Liquorfluss aus der Nase), beschleunigte Atmung und Kurzatmigkeit könnten sich manifestieren.

Sichtbare Merkmale (Antlitzdiagnose) und Symptome bei Lungenbeschwerden

- Weißes Gesicht
- Zwei tiefe Falten parallel zu den Nasolabialfalten des Gesichts
- Bei jungen Menschen tritt Akne im Bereich des Gesichtsfeldes auf (siehe Abb. 11, S. 78)
- Kalter Schweiß auf dem Gesicht und der Kopfhaut
- Haarausfall (Körperbehaarung), trockene Haut
- *Versuch*: Legen Sie einen sehr kalten Gegenstand auf die entsprechende Gesichtsregion, dann können Sie dort einen weißen Fleck erkennen, der mit einer schlechten Sauerstoffversorgung in Zusammenhang steht
- Muskelschmerzen aufgrund mangelnder Sauerstoffversorgung des Blutes
- Chronische Bronchitis
- Asthma
- Tuberkulöse Phasen
- Verstärkte Schleim- und Sekretbildung von Nase und Brust als Nebenweg der Toxinausscheidung (wenn Eis verzehrt wird)

Ernährungsempfehlungen für kontrahierte Weiße und bei Lungenbeschwerden

Nahrungsmittel, die nicht konsumiert werden sollten
Fleischbrühe und gekochtes Fleisch
Hochprozentiger Alkohol und Liköre
Kaffee, Milchkaffee, schwarzer Tee, Tabak
Kohlensäurehaltige Getränke
Milch
Nahrungsmittel in Konservendosen und zu raffinierte Nahrungsmittel
Pilze
Raffinierter Zucker (Gebäck, Kuchen, Torten)
Tierische Fette und gesättigte Öle
Wildprodukte und Innereien
Wurstwaren und Würstchen
Zu hart gekochte Eier
Zu stark fermentierter Käse

Nahrungsmittel, die eingeschränkt konsumiert werden sollten
Fleisch
Salz
Wein

Empfehlenswerte Nahrungsmittel
Getreide: Buchweizen, Gerste, Getreidekeime, Hafer, Mais, Vollkornreis, Weizen
Gemüse- und Fruchtsäfte aus: Äpfeln, Avocados, Erdbeeren, Heidelbeeren, Kirschen, Kiwis, Melonen, Pfirsichen, schwarzen Johannisbeeren, Walnüssen, Weintrauben, Zitrusfrüchten (besonders Zitronen)
Gemüse: Artischocken, Auberginen, Blattsalat, Blumenkohl, Fenchel, Kartoffeln, Knoblauch, Kohl, Kürbis, Lauch, Löwenzahn, Meerrettich, Petersilie, Rettich, Salatgurke, Schwarzwurzel, Sellerie, Spargel (außer bei einer Blasenentzündung [Zystitis]), Tomaten Zwiebeln
Andere empfohlene Nahrungsmittel: Bierhefe, Gelée Royale, Honig, Joghurt, Pollen, Propolis, Ricotta, Soja

Tipps
- **Alle Hülsenfrüchte (Leguminosen) (außer weiße Bohnen) niemals mit Fleisch vermischen und sie auch niemals in einem Metallgefäß zubereiten!**

Gegen Lungenleiden

- Äpfel
- Blumenkohl
- Erdbeeren
- Knollensellerie
- Melonen
- Rettich

Gegen Bronchialerkrankungen

- Algen
- Knoblauch
- Mairüben (Navetten)
- Rettich
- Zwiebeln

Bei pulmonärer Drainage

- Feigen
- Mairüben (Navetten)

Bei Erkältungen

- Vermeiden Sie: Mehlprodukte, Fette, weißen Zucker

Zu vermeiden

- Tabak, insbesondere wenn Sie an Cholesterinämie erkrankt sind

Kräutertee-Zubereitungen für die Lungen

Atemwege
Eukalyptus 50 g
Malve 10 g
Mohn 10 g
Tannenknospen 50 g
Veilchen 10 g
Ysop 30 g

Nervöses Asthma
Baldrian 50 g
Eukalyptus 30 g
Meisterwurz (Peucedanum osthritium) 30 g
Wilder Engelwurz (Angelica sylvestris) 30 g
Ysop 30 g

Asthma
Efeu 30 g
Eukalyptus 50 g
Meisterwurz (Peucedanum osthritium) 30 g
Wilder Engelwurz (Angelica sylvestris) 30 g
Ysop 30 g

Erkältung
Eukalyptus 30 g
Rosmarin 50 g
Salbei 30 g
Thymian 50 g

Der Kräutertee wird zubereitet, indem man zwei Löffel der Mischung pro Tasse 10 Minuten ziehen lässt. Trinken Sie zwei bis vier Tassen am Tag.

Die Grauen

Die letzte individuelle Typologie, die es zu betrachten gilt, ist die der Grauen. Diese Menschen sind mit dem Element Wasser und der Jahreszeit Winter verbunden. Der Graue ist eine magere Person, wenig muskulös. Ebenso ist sein Gesicht, dessen Färbung zu grau neigt, aber schnell braun wird, klein und mager (siehe Abb. 10). Der Graue hat einen verschlossenen Charakter, ist reserviert aber zäh bzw. hartnäckig. Seine Probleme stehen mit dem Element Wasser in Verbindung, daher haben sie mit den Nieren oder mit den Knochen zu tun (schwache Verkalkung).

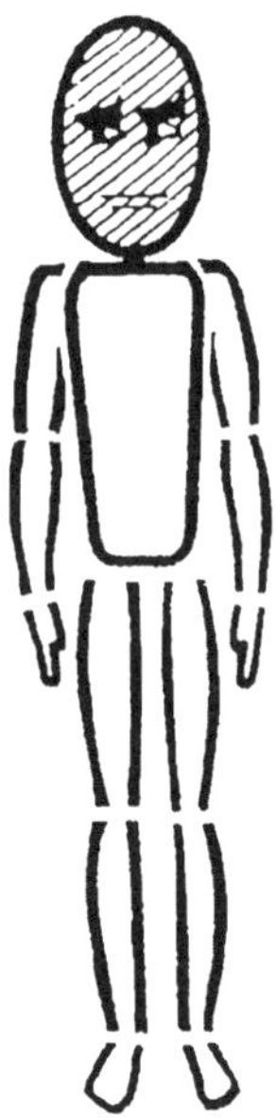

Abb. 10: Morphologie der Grauen.

Element: Wasser

Jahreszeit: Winter

Farbe: Grau (Schwarz)

Organe: Nieren, Blase

Probleme: verbunden mit dem Element Winter (Nieren und Knochen)

Charakteristisches Gefühl: Angst

Energetische Symptomatik der Nieren, typisch für die Grauen

Die Nieren sind ein paariges Organ, das im Bauchraum liegt, ungefähr auf Höhe der Lendenwirbel. Ihre Hauptaufgabe besteht darin, das Blut von zirkulierenden Elektrolyten und Hormonen zu reinigen, von Medikamenten und auch von bakteriellen Toxinen. Die Arbeit der Nieren ist beachtlich: diese beiden Organe können alle 24 Stunden bis zu 1700 Liter Flüssigkeiten filtern. In dieser Flüssigkeit sind über fünfzig chemische Substanzen gelöst, aus denen die Nieren die für den Stoffwechsel notwendigen Substanzen auswählen und passieren lassen und schädliche Substanzen eliminieren bzw. ausscheiden. Alle Mineralien, die das Blut transportiert (und wir dürfen nicht vergessen, dass Letzteres die gleiche qualitative Zusammensetzung hat wie das Meerwasser), werden im Bereich der Nieren filtriert und ausgewählt, die auf diese Weise eine Abwehrlinie des Organismus gegen die Ausbreitung von Toxinen im ganzen Körper darstellen.

Die Nieren haben die Funktion, den lebensnotwendigen Prozentsatz an Wasser im Blut aufrecht zu erhalten. Wenn die Ernährung korrekt ist, beseitigt die Leber alle Abfallstoffe; ist die Leber nicht in der Lage, die Filtration zu gewährleisten, übernehmen die Nieren diese Aufgabe von ihr. Wenn die Nieren jedoch ermüdet sind und es ihnen nicht gelingt, die Ausscheidung toxischer Substanzen zu sichern, steigt das Blutvolumen und schwächt dadurch das Herz, mit dem Risiko von Herzerkrankungen.

Die Nebennieren helfen den Nieren beachtlich bei der Arbeit der Oxidierung, der Sauerstoffversorgung. Sie bestimmen die Zufuhr an zusätzlichem Sauerstoff für die Oxidation der Partikel, die zu filtrieren sind. Im Bedarfsfall (beträchtliches Blutvolumen und zu hoher Toxinanteil) können die Nebennieren Nothilfe leisten, bis zu dem Punkt, dass sie sich selbst zerstören oder den Blutdruck steigen lassen – mit dem Risiko von Herzattacken – oder das Kreislaufsystem schädigen.

Die Aktivität der Nebennieren steht in engem Zusammenhang mit der Schilddrüse. Wenn die Nebennieren übermäßig viel arbeiten, sind sie schwach. In diesem Fall ist es die Schilddrüse, die den Herzschlag kontrolliert. Die Nebennieren können daher eine Arrythmie bei Energiemangel in der Schilddrüse auslösen oder eine Tachykardie hervorrufen, wenn die Schilddrüse überaktiv ist.

Daher ist eine gute, harmonische Nierenfunktion wichtig zur Vermeidung von Herz-Kreislauf-Störungen.

Die Nieren haben außerdem eine große Verantwortung: ihnen fällt bei jedem von uns die Rolle anheim, Hüter des genetischen Erbes zu sein. Das ist so, als würden diese Organe die Matrize unserer gesamten zellulären Reproduktion besitzen. Je mehr der Verschleiß der Nieren beschleunigt wird, desto schlechter ist die Qualität der Reproduktion der Zellen, die unser Körper täglich erneuert. Daher werden die Nieren die „großen Reiniger des Organismus" genannt.

In der chinesischen Medizin haben die Nieren, die mit der Blase über einen Meridian verbunden sind, die Aufgabe:

- die Quintessenz – das ist die Lebensenergie – zu speichern und die Entwicklung und Reproduktion zu steuern;
- die Flüssigkeiten zu kontrollieren;
- die Energie zu empfangen/speichern;
- die Knochen und das Gehirn zu beeinflussen, das Knochenmark zu produzieren, dem Kopfhaar Glanz zu verleihen;
- sich auf Höhe der Ohren zu öffnen, den Klang zu leiten und die unteren Öffnungen (Ureter, Genitalapparat und Anus) zu steuern.

Energetische Ungleichgewichte im Bereich der Nieren können auslösen:

- kalte Handflächen und Fußsohlen, abendliches Fieber, Nachtschweiß, Spermatorrhoe;
- psychophysische Asthenie (Schwäche), Schmerzen und Kältegefühle in den Lenden und Knien, kalter Körper und kalte Extremitäten, Impotenz, Sterilität;
- Ödeme, anormale Blasenentleerung;
- Schwierigkeiten bei der Atemfunktion, Atemnot;
- Krümmung und Schwäche der Lenden, der Knie, Schwäche der Beine, schlechte Entwicklung des Körpers;
- unzureichende Knochendichte, wenig solide Zähne;
- trockene und glanzlose Haare;
- Analprolaps aufgrund von chronischen Durchfällen, Verstopfungen, Inkontinenz bei älteren Menschen.

Die Blase, Hohlmuskel und Speicher zugleich, hat die Funktion, die Nierenflüssigkeiten vorübergehend aufzunehmen und zu bewahren, bis ein bestimmtes Volumen erreicht ist, und sie dann aus dem Körper zu eliminieren. Sie hat die Rolle, vor „feindlichen" äußeren Energien zu schützen: wenn bei ihr ein energetisches Defizit vorliegt, kann sie den Körper nicht mehr auf adäquate Weise schützen oder verliert die Fähigkeit, den Urin zu speichern. In diesem Fall zeigen sich dann Symptome wie:

- Harnverhalt, zwanghafte und schmerzhafte Blasenentleerung (Miktion);
- Harninkontinenz, Harnfluss, Zysten.

Sichtbare Merkmale (Antlitzdiagnose) und Symptome bei Nieren- und Blasenbeschwerden

Der Bereich um das ganze Auge herum liefert Hinweise über den Zustand der Nieren:

- Gibt es Schwellungen, so kann man auf eine Hypertonie der Nieren schließen
- Wenn die Augen mit grauen/gräulichen Augenringen umgeben sind, liegt dagegen eine Hypotonie der Nieren vor
- Eine doppelte Schwellung mit zwei Aussackungen übereinander sind ein vorläufiger Hinweis für eine eventuelle Prä-Diabetes oder eine Diabetes
- Eine kleine Aussackung (Taschenbildung) nahe dem Auge auf dem unteren Augenlid weist auf eine Aktivität der Nebennieren hin
- Schwellungen im inneren Teil des Auges mit Schmerzen und Kreislaufstörungen
- Diabetes
- Sexuelle und intellektuelle Störungen

Ernährungsempfehlungen für Graue und bei Beschwerden von Nieren und Blase

Nahrungsmittel, die nicht konsumiert werden sollten
Anorganisches Salz
Fleischbrühe und gekochtes Fleisch
Hochprozentiger Alkohol und Liköre
Kaffee, Milchkaffee, schwarzer Tee, Tabak
Kohlensäurehaltige Getränke
Milch
Nahrungsmittel in Dosen und zu stark Raffiniertes
Pilze
Raffinierter Zucker (Patisserie: Kuchen, Gebäck, Torten)
Tierische Fette und gesättigte Öle
Wildprodukte und Innereien
Wurstwaren und Würstchen
Zu hart gekochte Eier
Zu stark fermentierter Käse
Zu stark mineralisiertes Wasser

Nahrungsmittel, die eingeschränkt konsumiert werden sollten
Fleisch
Salz
Wein

Empfehlenswerte Nahrungsmittel
Getreide: Buchweizen, Gerste, Getreidekeimlinge, Hafer, Mais, Vollkornreis, Weizen
Gemüsesäfte: Kohl, Kresse (außer bei Blasenentzündung), Möhren, rote Rüben, Sellerie, Spinat, Tomaten
Gemüse: Artischocken, Auberginen, Blattsalat, Blumenkohl, Fenchel, Kartoffeln, Kohl, Knoblauch, Kürbis, Lauch, Löwenzahn, Meerrettich, Petersilie, Rettich, Salatgurke, Schwarzwurzel, Sellerie, Spargel (außer bei Blasenentzündung), Tomaten, Zwiebeln
Andere empfehlenswerte Nahrungsmittel: Bierhefe, Gelée Royale, Gemüse (alle außer weiße Bohnen – aber das Gemüse nicht mit Fleisch vermischen und nie in Metalltöpfen kochen), Honig, Joghurt, Pollen, Propolis, Ricotta, Soja

Zur Stimulation der Blase
Blumenkohl

Gegen Harnretention/Harnverhalt
Saft von rohen grünen Bohnen (Brechbohnen; zur Reinigung/Instandhaltung: ¼ Glas pro Tag; bei starker Krise: ½ Glas pro Tag)
Verdünnter Pampelmusensaft, insbesondere bei Ödemen

Gegen Nierensteine
Saft von rohen Mairüben (Navetten) (½ Glas pro Tag als 10-tägige Kur einmal im Monat)
Spargel
Zitrone (als Saft, verdünnt)

Zur Reinigung und Diurese
Artischocken, besonders das Kochwasser der Blätter

Um die Kraft der Harnblase zu erhöhen (sowie bei Prostatabeschwerden)
Möhren (als Saft oder roh)

Niereninsuffizienz
Äpfel, Chicoree, Hafer, Knollensellerie, Löwenzahn, Melonen, Schwarzwurzeln, Weintrauben (außer bei Diabetes)

Nierendrainage
Kürbis, Rettich

Urämie
Artischocken, Hafer, Tomaten, Weintrauben

Saurer Urin
Erdbeeren, rohe Mairüben (Navetten), Saft von grünen rohen Bohnen (Brechbohnen), Salatgurke, Weintrauben, Zwiebeln

Nierensteine
Äpfel, Lauch, Melonen, Mairüben (Navetten), Tomaten, Weintrauben, Zitronen

Um den Säuregehalt des Urins zu verringern
Avocado ist sehr wichtig, weil sie bei der Erneuerung des Blutes hilft

Zu vermeiden
Drogen, Schlafmangel, Stress

Kräutertee-Zubereitungen für die Nieren und die Blase

Rheuma, Gicht, Beschwerden, die die Niere betreffen
Esche 30 g
Klette 30 g
Mädesüß 30 g
Schwarze Johannisbeeren 30 g
Stiele von Kirschen 30 g
Süßholz (außer bei Bluthochdruck) 50 g

Um die Nieren kräftig und produktiv zu halten und allgemein eine gute Fitness zu gewährleisten
Mädesüß 30 g
Mate-Tee 30 g
Splintholz von Linden 50 g
Stechpalme 30 g
Tausendgüldenkraut 30 g
Weißdorn 40 g

Harnstoff (Urea)
Artischocke 20 g
Habichtskraut 50 g
Salsaparille (Smilax officinalis) 20 g
Süßholz 50 g

Gicht
Esche 50 g
Klette 50 g
Mädesüß 50 g
Schwarze Johannisbeeren 50 g

Splintholz von Linden 50 g
Süßholz 50 g

Niere und Blase
Bärentraube 20 g
Birke 20 g
Quecke 10 g
Stechpalme 20 g
Wacholder 20 g

Harninkontinenz
Anis 20 g
Baldrian 20 g
Stechpalme 50 g
Wegerich 30 g

Albumin
Arenaria 20 g
Bärentraube 20 g
Glaskraut (Parietaria officinalis) 20 g
Goldrute 20 g
Maishaar 20 g
Stiele von Kirschen 20 g
Süßholz 50 g

Zystitis/Blasenentzündung
Bärentraube 30 g
Erika (Heidekraut) 25 g
Eukalyptus 10 g
Glaskraut (Parietaria officinalis) 10 g
Goldrute 10 g
Maishaar 25 g
Quecke 10 g
Süßholz 10 g

Der Kräutertee wird zubereitet, indem man zwei Löffel der Mischung pro Tasse 10 Minuten ziehen lässt. Trinken Sie zwei bis vier Tassen am Tag.

Gemischte Typen

Natürlich sind nicht alle Menschen vollständig einer einzigen Typologie zuzuordnen. Viele gehören zu einem Typus, den man als „gemischt" bezeichnet. Sie besitzen z.B. Elemente aus zwei verschiedenen Kategorien. Um einen solchen Menschen einordnen zu können gilt es, seine vorherrschenden Eigenschaften herauszufinden und sie mit der einen oder anderen Kategorie in Verbindung zu bringen. Je nachdem, welche in Frage kommen – das heißt auch, je nach Gesundheitszustand des Menschen und den Vorhersagen, die man aufgrund seiner Entwicklung treffen kann –, sind die relativen Merkmale der ein oder anderen Typologie in Betracht zu ziehen.

Das Gesicht, Spiegel der Gesundheit

Wir befanden uns im Jahr 1980; eines meiner Bücher erschien gerade. Es ging darin unter anderem um die Antlitzdiagnostik, und ich wurde eingeladen, an einer Fernsehsendung teilzunehmen, um die Ergebnisse meiner Untersuchungen vorzustellen. Ich kannte Italien damals noch kaum und war auf die Überraschung, die mich erwartete, überhaupt nicht vorbereitet. Ich selbst erwartete ein Interview oder ein Gespräch am runden Tisch. In Wirklichkeit fand ich mich in einem Theater voller Zuschauer wieder: es handelte sich um *„Domenica in"*, eine Sendung, durch die der italienische Fernsehmoderator Pippo Baudo führte.

Auf der Bühne saßen fünf Personen, die sowohl ihren Gesundheitszustand als auch ihre Beschwerden kannten. Ich wurde gebeten, die Probleme eines jeden Einzelnen zu identifizieren. Natürlich stand ich ein wenig perplex vor dem, was mir vor allem wie ein Spiel erschien. Dennoch gelang es mir, mich zu konzentrieren und die „Achillesferse" von jedem der fünf Anwesenden zu benennen. Das beruhte keineswegs auf Magie, sondern auf einer aufmerksamen Beobachtung ihres Auftretens.

Ich habe diese Begebenheit hier erzählt, um zu betonen, wie nützlich es insbesondere hinsichtlich der Prävention von Erkrankungen sein kann, auf diese besondere Methode zurückzugreifen, die ich dank meiner Kenntnisse der chinesischen Medizin entwickeln konnte und deren Gültigkeit ich seit über 30 Jahren in den Zentren, die ich leite, erproben konnte.

Die Kehrseite der Medaille meines damaligen Fernsehauftritts war, dass mich eine gewisse Zeit lang Menschen in allen Situationen, selbst auf der Straße, um eine Sofortdiagnose baten, als ob ich irgendeine Gabe der Wahrsagung besitzen würde... Eine Situation, die nicht besonders angenehm war. Ich hoffe, dass ich, indem ich hier aufs Neue die Methode meiner Antlitzdiagnose auf diesen Seiten vorstelle, den Leser dahin führen kann, den Möglichkeiten und Grenzen dieser Methode große Aufmerksamkeit zu schenken, deren Wirksamkeit nichts mit Magie zu tun hat!

Wie wir bereits in den Kapiteln zu jeder einzelnen individuellen Typologie erwähnt haben, zeigen sich die energetischen Ungleichgewichte der verschiedenen Organe, häufig durch eine übermäßige Toxinansammlung ausgelöst, an der Oberfläche des Körpers in schmerzhaften Zonen oder Punkten als Hautausscheidungen (Schweiß, Furunkel, Juckreiz, Schuppen etc.), aber auch durch Zeichen in bestimmten Gesichtsregionen. Die Interpretation dieser energetischen Zeichen ist ein aufschlussreicher Hinweis. Sie liefert uns Anhaltspunkte über unseren Gesundheitszustand, die wir nutzen können, um das Gleichgewicht wieder herzustellen und Krankheiten zu vermeiden, da energetische Ungleichgewichte eines Organs sich vor den eigentlichen Läsionen manifestieren.
Abbildung 11 zeigt die verschiedenen Projektionszonen der energetischen Ungleichgewichte im Gesicht. Dieses Instrument ist insofern von grundlegender Bedeutung, da es uns hilft, den Grad an energetischer Gesundheit und „Reinheit" unserer Organe zu überprüfen.
Folgt man den gegebenen Hinweisen für jedes Organ im Rahmen der individuellen Typologien, kann man mit einer Ernährungsanpassung wirksam eingreifen, um den energetischen Ungleichgewichten und Toxinansammlungen Hindernisse in den Weg zu legen.

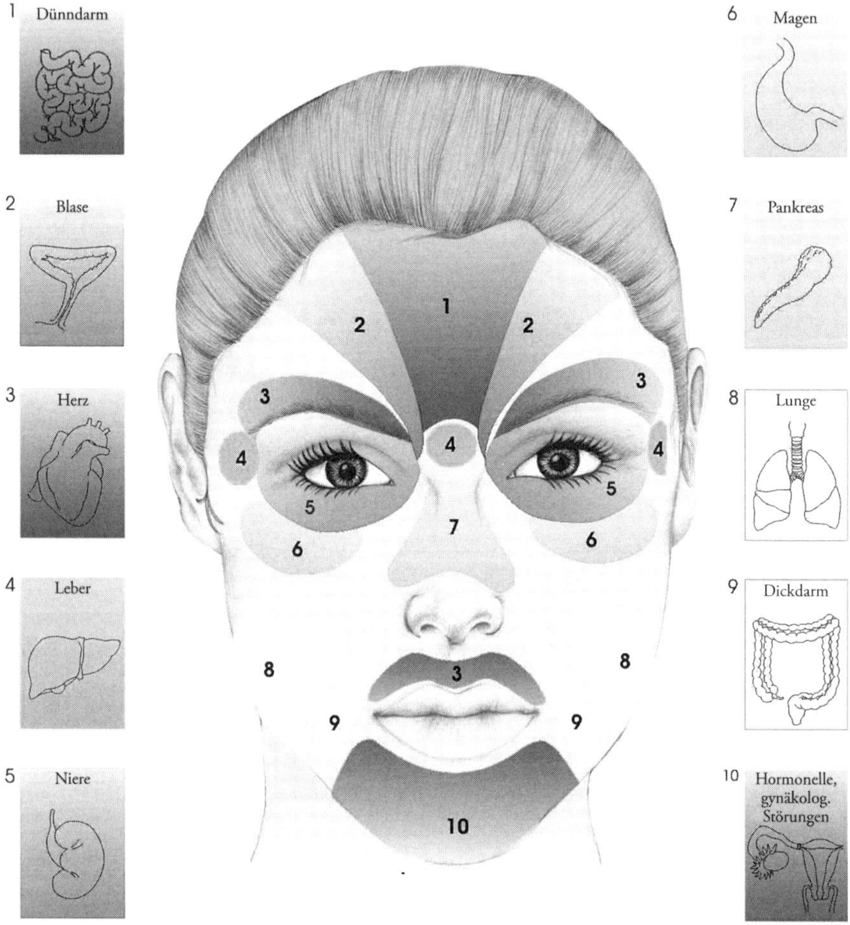

Abb. 11: Projektionszonen der Organe im Gesicht.

Zone 1 – Dünndarm

Das ist die Projektionszone des Dünndarms. Die energetischen Störungen dieses Organs zeigen sich durch eine Rotfärbung der Epidermis (der oberen Hautschicht) inmitten der Stirn. Auf dieser Hautzone zeigt sich eine erhöhte Temperatur (Oxidation oder Entzündung) als Auswirkung einer mehr oder weniger bedeutenden Entzündung des Organs.

Zone 2 – Blase

Zone 2 ist die Projektionszone der Blase. Im Fall eines energetischen Ungleichgewichts dieses Organs erscheint eine Rotfärbung, oft begleitet von Schuppen am Rand der Augenbrauen oder am Haaransatz, die sich bis über die Kopfhaut ausbreiten können.

Zone 3 – Herz

Die Projektionszone des Herzens liegt oberhalb der Augenbrauen. Wenn die Arterien sich verhärten, kann diese Zone infolge einer Anstrengung oder einer sehr üppigen Mahlzeit rot oder sehr weiß werden. Diese Erscheinungen werden generell von einer marmorierten Weißfärbung rund um die Augen und von Schweiß auf der Oberlippe begleitet. In diesem Fall ist extreme Vorsicht angebracht, da die Blutgefäße überlastet sind.

Zone 4 – Leber

Die energetische Dysfunktion der Leber manifestiert sich in dieser Zone durch eine Reizung oder Austrocknung der Haut, was so weit gehen kann, dass sich kleine Schuppen bilden. Außerdem findet sich im Zentrum der Augenbrauen eine leichte Vertiefung, die sich als sehr schmerzhaft erweist, wenn man auf sie drückt. Die Zone 4, die im Bereich der Schläfen liegt, verursacht Kopfschmerzen mit Ausstrahlungen in den Nacken, die spezifisch für eine energetische Dysfunktion der Leber sind. Im Gesicht können leicht Pigmentflecken (Sommersprossen) auftreten (nicht zu verwechseln mit Auswirkungen der Antibabypille, die unter Umständen das gleiche Phänomen hervorruft).

Zone 5 – Nieren

Diese Zone um die Augen herum offenbart den energetischen Zustand der Nieren. Ein breiter Rand um die Augen weist auf einen Energieüberschuss hin. Das bedeutet, dass die Nieren zu viel arbeiten, z.B. infolge einer übermäßig reichhaltigen Ernährung, insbesondere an Fleisch (Harnsäure), Alkohol und Fett. Wenn die Augenorbita ausgehöhlt ist, grau gefärbt, deutet das auf einen Energiemangel hin, mit einer Neigung zu Kristallbildung (Nierensteine) und Müdigkeit.

Zone 6 – Magen
Der Bereich unterhalb der Wangenknochen gibt Hinweise über den energetischen Zustand des Magens. Diese Hinweise zeigen sich hauptsächlich nach den Mahlzeiten, wenn sich diese Zone staut. Der Mensch leidet an langsamer Verdauung, an Gastritis, Krämpfen, Bauchschwellungen und eventuell Aerophagie (krankhaftes Luftschlucken). Die Nahrungsmittel werden nicht gut in körpereigene Substanzen umgewandelt, die Person ist nervös und isst schnell.

Zone 7 – Pankreas
Wenn die Rotfärbung der Region um die Wangenknochen, typisch für einen Energieüberschuss im Bereich des Magens, sich bis zur Nase erstreckt, bedeutet das, dass die Bauschspeicheldrüse überlastet ist. Organisch lassen sich Störungen feststellen, die mit der Verdauung zusammenhängen, mit Völlegefühl des Magens, Müdigkeit nach den Mahlzeiten und Übersäuerung.

Zone 8 – Lungen
Die Zone der Lungen wird durch eine große Falte parallel zur Nase, die vom Wangenknochen aus schräg nach unten verläuft, sichtbar. Im Falle eines von den Lungen ausgehenden energetischen Ungleichgewichts bemerkt man häufig das Auftreten von Akne oder anderen Infektionen um diese Falte herum. Bei starken Rauchern ist es z.B. möglich, dass diese Falte nicht so markant zu sein scheint. Aber wenn sie sich das Gesicht mit kaltem Wasser waschen oder sich anstrengen, zeigt sich ein weißer Fleck in dieser Zone. Auch die Schultern können von Akne betroffen sein.

Zone 9 – Dickdarm
Diese Zone erstreckt sich von der Basis der Nasenflügel bis zu den Mundwinkeln und macht energetische Ungleichgewichte des Dickdarms sichtbar. Sie erweitert sich und schwillt an, wenn das Organ die auszuscheidenden Abfallstoffe nicht ausreichend oxidieren kann. Der Mensch neigt auch dazu, in der Becken- und Bauchregion aufzuquellen.

Zone 10 – Hormonelle und gynäkologische Störungen
Hormonelle und gynäkologische Störungen manifestieren sich auf dem Kinn, z.B. durch häufig auftretende Furunkulosen oder braune Flecken, insbesondere wenn die Antibabypille schlecht vertragen wird.

Die genetische Variabilität

Sie haben die chinesische Philosophie und Medizin bereits kennen gelernt, auf der meine Gedanken und die Biontologie beruhen, das neue Konzept. Ich wollte es gerne entwickeln, um jedem von uns eine Selbstreflexion zu erlauben und die Möglichkeit zu geben, sowohl unser Leben selbst in die Hand zu nehmen als auch unser psychophysisches Potenzial maximal zu nutzen. Lassen Sie nicht andere über die Richtung Ihres Lebens entscheiden. Entwickeln Sie Ihre natürlichen Fähigkeiten und haben Sie keine Angst davor, zu altern! Bereiten Sie das Altern gut vor, aber vor allem, ziehen Sie immer das Beste aus dem Moment, den Sie gerade erleben. Viel zu oft höre ich Menschen sagen: „Ich bin müde, mir fehlt der Enthusiasmus, ich habe nicht die Kraft, ich bin deprimiert". Diese Haltung zerstört das Leben von Tausenden von Menschen, die die Schlüssel bzw. den Zugang zur optimalen Funktion ihres eigenen Organismus nicht besitzen.
Natürlich bestimmt ein genetischer Faktor die Zugehörigkeit zu der ein oder anderen Typologie. Wir sind nicht in der Lage, unsere genetischen Veranlagungen zu ändern, aber wir können, in dem wir sie kennen, präventiv tätig werden, was die wirksamste Pflegemethode ist. Die Konzepte der „Pflege" und „Medizin" sind übrigens dabei, sich in diese Richtung zu wandeln.
Heute hat Gesundheitswesen sowohl das Bewusstsein als auch die Gewissheit, dass die Medizin von morgen sich immer mehr auf den Einzelnen ausrichtet und es nicht mehr möglich sein wird, verallgemeinernd über Patienten und Erkrankungen zu reden.
Die vollständige Entschlüsselung der menschlichen DNS, die immer weniger Geheimnisse birgt, ermöglicht es bereits die genetischen Prädispositionen für bestimmte Erkrankungen oder Degenerationserscheinungen präzise zu identifizieren.
Diese neue Etappe medizinisch-wissenschaftlichen Wissens verändert auch die Medikamente: mindestens 70-80 % der aktuell erhältlichen Medikamente werden sich ändern oder verschwinden müssen, um geeigneteren Substanzen

Platz zu machen – Medikamenten, die zum einen für den einzelnen Patienten geeigneter, und zum anderen je nach Empfindlichkeit und individueller Anforderung leichter zu dosieren sind. Einige große pharmazeutische Labore greifen dieser Entwicklung bereits vor und stellen sich auf sie ein.
Eine zeitige Analyse unseres Gesundheitszustands und unserer Prädisposition für bestimmte Krankheiten sollte auf keinen Fall wie ein „Damoklesschwert" empfunden werden, das über unserem Kopf schwebt und gegen das wir nichts tun können. Im Gegenteil, unser zunehmendes Wissen über unseren Organismus versetzt uns in die Lage, unser Gesundheitspotenzial zu optimieren und wichtige Vorbeugemaßnahmen zu treffen. Wichtige Daten, die in dem Zusammenhang nicht unterbewertet werden sollten, gewinnen wir aus der Analyse unseres Vergiftungsgrades (Quantität und Grad des Eindringens von Toxinen in unseren Körper) und unserer genetisch festgelegten Fähigkeit, diese auf natürlichem Weg auszuscheiden. In den Kurzentren, die ich leite, bieten wir diese Art genetischer Untersuchungen seit langem an, und wir sind daher in der Lage, die geeignetsten Maßnahmen zu wählen, um den natürlichen Prozess der Entgiftung zu unterstützen. In den folgenden Kapiteln werden wir die Giftstoffe und ihre mögliche Ausscheidung behandeln.

5

Die organische Vergiftung: Ursachen und Auswirkungen

Die Theorie der fünf Elemente und die hervorbringenden (konstruktiven) und zerstörenden (destruktiven) Zyklen, die für jede Typologie spezifisch sind, geben uns präzise Hinweise auf Gesundheitsprobleme, um deren Vermeidung wir uns im Laufe unseres Lebens bemühen müssen. Um das Thema der Prävention anzugehen ist es wichtig zu wissen, wie energetische Ungleichgewichte der verschiedenen Organe und Lebensfunktionen zu erkennen sind, Ungleichgewichte, die immer mit einem Überschuss an Giftstoffen zusammenhängen.

In der Realität ist die Intoxikation, die Vergiftung bzw. die Überakkumulation von schädlichen Substanzen in unserem Organismus (mit all ihren negativen Auswirkungen auf unsere Gesundheit, die wir weiter unten sehen werden), ein Feind, dem wir jeden Tag begegnen. Er versteckt sich in der Luftverschmutzung, im Wasser, in den stressigen Rhythmen unseres Tages, im Medikamentenmissbrauch und im Mangel an körperlicher Betätigung. Insbesondere verbirgt er sich jedoch in der schlechten Ernährung, die aus ungeordneter und häufig übermäßiger Aufnahme von Nahrungsmittel besteht, die zugleich wenig gesund, schlecht zubereitet und miteinander schlecht kombiniert sind. Vergessen wir außerdem nicht, dass der natürliche Alterungsprozess unseres Körpers auch bewirkt, dass einige Nahrungsmittel, die völlig harmlos sind, wenn sie von einem jungen Organismus konsumiert werden, für einen älteren Verdauungstrakt toxisch werden können.

Was sind das für Toxine und wie werden sie normalerweise von unserem Organismus beseitigt? Einige Nahrungsmittel enthalten in sich schädliche Substanzen, andere werden durch die Anbau- oder Aufzuchtbedingungen verunreinigt, z.B. durch den Einsatz von chemischen Agenzien (Antibiotika, Pestizide), durch die Eigenschaften des sie umgebenden Milieus (des Wassers, der Luft) oder durch industrielle Fabrikations-, Raffinierungs- und Konser-

vierungsprozesse (Zusatzstoffe, Farbstoffe, Konservierungsmittel). Der Verdauungsprozess zersetzt die Nahrung in ernährende, verwertbare Substanzen – die danach sukzessive assimiliert werden, um den Zellen die Möglichkeit zu geben, sich zu regenerieren – und Schlacken, die aus schädlichen oder überflüssigen Substanzen zusammengesetzt sind, und die es auszuscheiden gilt.
Die toxischen Substanzen, die in zahlreichen Nahrungsmitteln, die wir aufnehmen, enthalten sind, werden während der Verdauung freigesetzt. Unter idealen Bedingungen werden sie neutralisiert und von unserem Organismus durch den natürlichen Entgiftungsvorgang entsorgt: die Schlacken und Toxine werden eliminiert, entweder über den Stuhlgang und den Urin oder über die Atmung, den Schweiß und andere körperliche Ausscheidungen.
Dieser natürliche Prozess, der auch „Autolyse" genannt wird, soll die zehn Milliarden Zellen, die unser Körper täglich erneuert, beseitigen. Er wird jedoch hart auf die Probe gestellt und oft gefährdet, sowohl durch die schädlichen Nahrungsgewohnheiten als auch durch die schlechte Qualität der Nahrung, die wir aufnehmen.
Es passiert auch, dass es dem Organismus nicht mehr gelingt, die schädlichen Substanzen vollkommen auszuscheiden. Unsere Zellen vergiften sich, wir vergiften uns, und das wird uns durch eine große Zahl von Störungen signalisiert (zu der wir mögliche Gewichtsprobleme nicht mit hinzuzählen). Wenn unser Grad an organischer Vergiftung hohe Ausmaße erreicht (und das passiert weitaus häufiger als man denkt!) antwortet der Körper, indem er krank wird. Er geht sogar so weit, schwer wiegende degenerative Erkrankungen zu entwickeln.

Die sechs Phasen des Vergiftungsprozesses

Glücklicherweise durchläuft die organische Vergiftung verschiedene Stadien, die sich in Form zahlreicher Störungen zeigen, bevor es zu einem ausreichend schweren Vergiftungsgrad kommt, durch den ernste Erkrankungen ausgelöst werden. Bei einem zu hohen Vorkommen von Toxinen aktiviert unser Organismus eine Reihe von Mechanismen, zunächst mit dem Ziel der Neutralisierung, dann der Lagerung und schließlich der Ausscheidung der Toxine selbst. Kopfschmerzen, Müdigkeit, Wasserretention, Reizbarkeit, schlechte Schlafqualität, Übelkeit, Aufstoßen, übel riechender Stuhlgang und Urin, Verstopfung, Unterschiede in der körperlichen Sekretion, Appetitmangel, Heißhunger

oder Durst sind nur einige von zahlreichen Symptomen, die uns sagen, dass etwas im Organismus verändert wurde.
Der Reihe nach können wir sechs verschiedene Phasen während des Vergiftungsprozesses identifizieren.

Erste Phase – Die Ausscheidung
Die erste Phase, die sanfteste, ist diejenige, die als „Exkretion" bzw. „Ausscheidung" bezeichnet wird. Auf dieser Ebene ist der Körper noch in der Lage, die Toxine auf quasi mechanische Weise auszustoßen. Das geschieht z.B. durch Erhöhung der unterschiedlichen Sekretmengen von Urin, Schweiß, Stuhl, Schleim und durch Entstehung von Katarrhen, bei denen Antikörper gebildet werden. Das ist ein automatisch ablaufender Vorgang, der normalerweise gut funktioniert. Wir können ihn auf jeden Fall durch eine ausgewogene Ernährung unterstützen, insbesondere durch eine, die sich auf die Gewährleistung der Funktionen von Magen und Dickdarm richtet.

Der Magen gehört zu den Verdauungsorganen und ist zweifellos die erste Abwehrinstanz des Organismus. Ziel der Verdauung ist es, dem Körper die notwendige Energie zur Nahrungsumwandlung zu übertragen. Die Hauptbausteine der Nahrung: Eiweiße, Fette, Kohlenhydrate, Vitamine und Mineralien werden dafür erst in Brennstoff, dann in Energie umgewandelt.
Der Prozess beginnt im Mund, dort, wo die Nahrung mit dem Speichel in Kontakt kommt, und führt zum Anus, von wo aus die Abfallprodukte ausgeschieden werden. Auf ihrem Weg durch den Verdauungstrakt passieren die Nahrungsmittel zunächst den Magen und dann den Dünndarm, in dem die chemischen Reaktionen der Sekrete von Pankreas, Leber und Darmdrüsen stattfinden.
Sämtliche aufgenommene Nahrung lagert sich zunächst an der Wand des Dünndarms an. In dem Moment, indem die Nahrungsbissen zu stark faulen oder gären, werden sie nicht gut zersetzt und infolgedessen zu Reizungen führen.
Die nicht assimilierten Substanzen werden dann eine natürliche negative Reaktion im Organismus auslösen: Durchfall, Stase und Verstopfung, aber auch die Zurückbeförderung der Toxine ins Blut, wenn der Mensch weiterhin Nahrungsmittel aufnimmt, die nicht für eine gute Verdauung geeignet sind.
Viele Migräneanfälle geschehen z.B. aufgrund einer alkoholischen Gärung im Magen, die nicht auf Alkoholgenuss zurückzuführen ist, sondern auf Alkohol, der infolge von übermäßiger Aufnahme von Zucker oder Mehlprodukten im

Magen durch Gärung entsteht. Dieser Alkohol ist toxischer als der normale Alkohol, weil er auch Abfallprodukte der Gärung enthält.
Magenbeschwerden, die auf Stress oder emotionale Faktoren zurückzuführen sind, sind weit verbreitet. Ihre Ursachen sind vielfältig: zu schnell oder zu unregelmäßigen Zeiten aufgenommene Nahrung, schlechtes Kauen, zu heiße oder zu kalte Speisen oder die Mischung von Flüssigem und Festem (z.B. Trinken während des Essens).

Eine schlechte *Dickdarm*-Tätigkeit kann die Quelle zahlreicher Beeinträchtigungen sein, wie z.B. Parasitosen, Darmläsionen und Leberproblemen.
Es ist schwierig, bei einer Person den Grad an Verstopfung zu untersuchen. Viele denken, sie hätten Probleme dieser Art nicht, weil sie regelmäßig Stuhlgang haben. Wenn jedoch bestimmte fäkale Substanzen zu lange im Darm verweilen, können sie faulen und Toxine abgeben, die zusammengenommen eine beachtliche Vergiftung des Organismus auslösen können. Außerdem können Adhäsionen der Fäkalien im Darm auf lange Sicht eine Tumorbildung in diesem Organ bewirken.
Es ist wichtig, Symptome, die mit Verstopfung in Verbindung stehen, zu beobachten. Dazu zählen Müdigkeit, Angstzustände, Anämie, Schlaflosigkeit, Übersäuerung, Kopfschmerzen, Schwindel, bestimmte Kolibakterien, gewisse Bauchschwellungen, Hämorrhoiden, Übelkeit und in manchen Fällen bei Frauen unregelmäßige Menstruationen mit Veranlagung zur Bildung von Eierstockzysten.
Nahrungshygiene spielt eine grundlegende Rolle für das gute Funktionieren des Darms. Bei Verstopfung ist es daher unvermeidlich, mehrere Monate eine angemessene Diät zu befolgen, um das besagte Organ wieder zu stärken und umzuerziehen.
Die Ursachen der Verstopfung sind vielfältig: eine schlechte Gallensekretion, ungeeignete Diäten, übermäßig viel rotes Fleisch – das die Fermentation begünstigt –, Weißbrot, Alkohol, zahlreiche Medikamente, die die Darmwände schwächen oder reizen, und Missbrauch von Abführmitteln, insbesondere von solchen mit hohem Salzgehalt.
Psychologische Ursachen fehlen dabei auch nicht: Menschen, die ihre Gewohnheiten verlassen oder aufgeben, leiden meist einige Tage an Verstopfung, z.B. während einer Reise. Ich konnte auch feststellen, dass manche Menschen, die Schwierigkeiten haben, aus sich herauszugehen und sich von ihren Sorgen zu befreien, häufig verstopft sind.

Diese Tatsache lässt sich auch auf andere Störungen übertragen und verdeutlicht die Beziehung zwischen den psychischen und den organischen Aspekten der Ausscheidungsfunktion.

Zweite Phase – Die Reaktion

Wenn es nicht mehr möglich ist, die Toxine auszuscheiden, tritt der Organismus in die zweite Phase ein, die so genannte „Reaktion". Er setzt nun einen Entzündungs- und Oxidationsprozess in Gang, z.B. in Form von Fieber und allen Erkrankungen mit der Endung „-itis", wie Rhinitis und Bronchitis. Die durch die Entzündung gebildeten Sekrete (wie z.B. Eiter, Akne und Schleim) dienen dazu, den Überschuss an Toxinen auszubrennen, zu drainieren und zu beseitigen. Der Prozess kann beschleunigt werden, wenn man eine gezielte Diät einhält, die die Aktivität von Blase und Dünndarm unterstützt.

In dieser zweiten Krankheitsphase wird selten das energetische Ungleichgewicht der *Blase* berücksichtigt. Wer beschäftigt sich denn in Wahrheit mit den Problemen der anormalen Schweißproduktion?
Wenn Sie Menschen während einer Mahlzeit beobachten, bemerken Sie sicherlich, dass einige von ihnen zu schwitzen beginnen, während andere überhaupt nicht schwitzen – obwohl das gleiche Essen gegessen wurde. Diese Form der Ausscheidung, die der Körper wählt, um eine unzureichende Diurese zu kompensieren, verschlimmert sich mit der Zeit. Schweiß mit Ammoniakgehalt, Harnsäure und andere Abfallprodukte tragen, wenn sie schlecht ausgeschieden werden, dazu bei, das Altern der Zellen zu beschleunigen und unsere natürliche Abwehr außer Kraft zu setzen.
Außerdem führt ein Ungleichgewicht der Blase zu thermischen Veränderungen (zu warme oder zu kalte Hände oder Füße). Meist tritt gleichzeitig Schweiß auf, der das Auftreten von Ödemen in den Extremitäten und infolgedessen auch Stasen des Blut- und Lymphflusses begünstigt. In dem Fall ist dieser Mensch auch anfällig für Rheumatismus, Arthritis und Arthrosen.
Blase und Nieren sind Organe, die sich der Ausscheidung organischer Abfallprodukte widmen, deren Hauptbestandteil der Harnstoff ist. Werden die Abfallstoffe, und insbesondere der Harnstoff, schlecht eliminiert, können sie Kreislaufprobleme hervorrufen und Bluthochdruck, zerebrale Störungen, Atembeschwerden, Gastritis und insbesondere Gicht verursachen.
Erste Anzeichen für einen Harnstoffüberschuss sind: gräuliche, blasse, bleiähnliche Hautfärbung, allgemeine Schwäche, hartnäckiger Kopfschmerz,

Ohrensausen, Schläfrigkeit, trockener Mund, nach Ammoniak riechender Mundgeruch, Übelkeit, Erbrechen, Durchfall, Nasenbluten, Sehstörungen, Juckreiz und Taubheit der Finger.
Ein Überschuss an Albumin (Eiweiß) im Urin fällt mit dem Auftreten von Urämie zusammen. Der renale Filter lässt tatsächlich unter der Wirkung von Harnstoffüberschuss im Blut enthaltenes Albumin passieren, das eine Bildung von Kristallen und Steinen in den Nieren und der Blase provoziert.
Aber wenn es dem Organismus nicht gelingt, sich von dem Harnstoffüberschuss im Rahmen der normalen Ausscheidung oder durch eine Entzündungsreaktion zu befreien, was macht er dann? Ganz einfach: Er macht das, was wir in den Industrieländern mit unseren toxischen Abfällen auch tun, wenn wir nicht wissen, wie wir sie entsorgen oder befördern sollen. Wir lagern sie ein und versuchen sie so ungefährlich wie möglich zu machen, in der Erwartung, eine unwahrscheinliche, aber endgültige Lösung für das Problem zu finden. In gleicher Weise beginnt der Organismus, die Toxine in unserem Körper zu hüten und zu akkumulieren, wenn er es nicht schafft, sie auszustoßen.

Ich habe oft beobachtet, dass es schwierig ist, Gefäßerkrankungen oder Infektionen zu behandeln, wenn der *Dünndarm* sich in einem Ungleichgewicht befindet. Dessen Funktionsweise wird daher mit Priorität behandelt.
Kolibakterien und viele Varianten von Mikroben sind immer im Darm vorhanden. Ungleichgewichte des Darms beruhen daher entweder auf ihrer Vermehrung oder ihrer Zerstörung.
Im Inneren des Darms hat die Galle die Aufgabe, das Gleichgewicht der Darmflora aufrechtzuerhalten. Sie neutralisiert das Darmmilieu, unterstützt von dem Enzym Lysozym, das eine antiseptische Rolle spielt.
Mögliche Dysfunktionen dieser „Normalisatoren" machen sich in Form von Durchfällen oder Infektionen bemerkbar und auch über das Auftreten einer roten charakteristischen Zone inmitten der Stirn, mit erhöhter Empfindlichkeit der Gesichtshaut. Darüber hinaus stören sie die Bildung von Blutplasma.
Eine schlechte Blutplasmabildung durch den Dünndarm provoziert verschiedene Störungen der Immunabwehr, dem Verteidigungssystem des Organismus. Der Mensch wird daraufhin empfindlicher für mikrobielle Angriffe (z.B. Schnupfen, Erkältungen und Virenerkrankungen).
Antibiotika zerstören die Darmflora: Werden sie in hohen Dosen eingenommen, verursachen sie chronische Läsionen im Darmbereich.

Alkoholische Getränke, die die Leber und die Gallensekretion stören, behindern die antiseptische und regulierende Funktion der Galle, die infolgedessen den Dünndarm reizt. Die Fäulnisprozesse, die durch die Aufnahme von Fleisch, Eiern und zu stark gebratenen Fischen, tierischen Fetten oder Frittierölen schlechter Qualität verursacht werden, haben eine unregelmäßige Darmperistaltik zur Folge und bilden die Ausgangsbasis für entzündliche Reaktionen, die auf lange Sicht zu Darmmetastasen führen können. Weißer Zucker erzeugt eine übermäßige Vermehrung der mikrobiellen Flora im Bereich des Darmschleims. Eine Veränderung dieses Schleims begünstigt das Durchtreten von Kolibakterien in das Blut, was soweit gehen kann, dass die Nieren angegriffen werden und eine Blasenentzündung mit schmerzhafter Harnabgabe, Brennen und Müdigkeit entsteht.
Der Dünndarm ist im Verdauungsprozess außerordentlich wichtig. Nachdem sie den Magen durchwandert hat, erreicht die Nahrung in Form von Brei (Chymus) den Dünndarm, in dessen Inneren sich der enzymatische Abbau der Nahrung zu absorbierbaren Substanzen abspielt. Der Chymus verteilt sich im Dünndarm, der 8 bis 9 Meter lang und dessen Wand mit Zotten tapeziert ist, kleinen Aussackungen, die immer in Bewegung sind und natürliche Zucker (Monosaccharide), Mineralsalze und Aminosäuren (Proteine, Eiweiße) aufnehmen. Das Blut der venösen Kapillaren in den Darmzotten fängt diese Substanzen auf und transportiert sie über die Pfortader zur Leber.
Gärung bzw. Fermentation und Fäulnisprozesse, durch raffinierte Zucker verstärkt, reizen die Darmschleimhaut und lösen je nach Konstitution des Betroffenen Durchfälle und Kontraktionen (Verstopfung) aus. Wenn dieser die ungeeigneten Nahrungsmittel weiter zu sich nimmt, fördert dies eine Zerstörung der Darmzellen, sodass die angesammelten Gifte in das Blut gelangen.
Der Dünndarm ist für zahlreiche Fälle von Fettleibigkeit verantwortlich. Er spielt eine große Rolle bei der Bildung von Eierstockzysten bei Frauen. Bei Kindern der jüngsten Generation beobachtet man oft Fälle von fragilem Knochenbau und genereller Erschöpfung, die durch Verdauungsstörungen verursacht werden.

Dritte Phase – Die Ablagerung

Während der dritten Phase, die „Ablagerung“ oder auch „Depot“ genannt wird, treten die Toxine in unser Gewebe über. Sie bilden Krusten in den Organen und Gelenken und verhindern den natürlichen Rückfluss der organischen Flüssigkeiten über die Kanäle des Lymphsystems. Konsequenzen?

Schwellungen, insbesondere der Arme und Beine, Ödeme, nervöse Beschwerden, Migräne, Steinbildung, Arthritis, Zysten, Allergien. Und natürlich die unausstehliche Zellulite und Fettleibigkeit.
Es ist gut zu wissen, dass es, selbst wenn man in dieser Phase angekommen ist, noch möglich ist, seine Gesundheit und sein Wohlbefinden wiederzuerlangen, sofern man seine Energie auf die Ernährung und seinen Lebensstil richtet. In diesem Stadium sind die wichtigsten Maßnahmen, die es zu treffen gilt, eine Entgiftungsdiät, die Wiederaufnahme regelmäßiger körperlicher, sportlicher Betätigung und die reinigende Hilfe einer Lymphdrainage. Die „Heilung“ geschieht nämlich durch die Wiederherstellung des Lymphflusses, der durch Schlackenablagerungen gefährdet wird, sowie durch die Regulierung der Tätigkeit der Gallenblase.
Von dieser Phase an wird alles komplizierter und die Vergiftung beginnt, schwerere Auswirkungen auf unsere Gesundheit zu verursachen, da sie bis in unsere Zellen selbst eindringt und deren Struktur angreift.
Die Phase der Ablagerung, die das energetische Verhalten der *Gallenblase* verändert, bietet sehr häufig ein günstiges Terrain für die Entwicklung von Krebs. Denn wird der Grad der Toxinablagerung bzw. Verkrustung des Organismus nicht verringert, geht man gleich in die sechste Phase über, die Phase der Neoformation, der Neubildung, die im Fall der Gallenblase die Entartung der Leber nach sich zieht. Dementsprechend ist es nötig, ab der dritten Phase präventiv zu handeln.
Die Mehrheit der Menschen, die über Leber-Gallenblasen-Beschwerden klagen, geben an, nicht an der Leber zu leiden. Das erklärt sich dadurch, dass man umso weniger spürt, je stärker das Organ vergiftet ist. Wird die Leber keiner Reinigungskur unterzogen, wird sie immer empfindlicher für all die Nahrungsmittel, die für sie schädlich sind.
Um den Gesundheitszustand dieses lebenswichtigen Organs einschätzen zu können, werden wir einige Symptome beschreiben. Die Leber gehört zu den Verdauungsorganen; sie wirkt wie ein Filter zwischen Magen und Herz, sie spielt eine tragende Rolle bei der Blutbildung und der Umwandlung von Eiweißstoffen und Lipiden; sie neutralisiert schädliche Substanzen, produziert Enzyme, Hormone und Vitamine und trägt letztendlich zur Produktion der Galle bei. Ohne dieses Organ würden uns die Nahrungsmittel, die für die Bedürfnisse unserer Zellen ungeeignet sind, vergiften. Es ist genau genommen die Leber, die auch eine große Zahl an toxischen Stoffen, die in Medikamenten enthalten sind, neutralisiert: dadurch wird verständlich, dass die Auf- bzw.

Einnahme von zu vielen Nahrungsmitteln oder Medikamenten die Leber schwächen kann.
Spezifische Störungen der Leber sind: Hepatitis (die sich nur dann entwickelt, wenn die Leber ermüdet ist), Ikterus (Gelbsucht), Zirrhose, Gallensteinbildung und Leberkoliken. Eine schlechte Verdauung, Blähungen, Sodbrennen, Anämie, Demineralisierung, Fettleibigkeit oder Magerkeit und Diabetes sind ebenso Folgen einer schlechten Leber-Gallenblasen-Funktion.
Bluthochdruck, Seh- und Hörstörungen, Arthritis, Arthrose, Asthma, Heuschnupfen, Rheumatismus, Hämorrhoiden, Tuberkulose und Krebs sind oft direkt mit Störungen von Leber und Gallenblase verbunden. Wenn die Funktion der Leber beeinflusst wird, wird die Gesichtsfarbe gelbgrün. Der Mensch leidet an Kopfschmerzen, Blähungen, Magenschwellungen und Schwindel, und er wacht meist gegen zwei Uhr morgens auf.
Ein erhöhter Cholesterinspiegel, der normalerweise mit Herz- und Arterienerkrankungen einhergeht, kann auf die Leber zurückzuführen sein. Wie wir schon zuvor gesehen haben, entsteht Bluthochdruck auch aus einer Leberdysfunktion und der Kranke riskiert, einen Infarkt oder andere Arterienerkrankungen zu erleiden.
Die Leber ist der große Chemiker des Körpers, der zunächst den „Treibstoff" speichert und ihn dann, nachdem er alle Toxine kontrolliert hat, wieder in Umlauf bringt. Sie ist ein Organ von außergewöhnlicher Vitalität: sie ist in der Lage, sich bis zu sieben Mal im Laufe des Lebens wieder zu regenerieren. Zudem gelingt es ihr, mit nur einem Fünftel ihrer Kapazität weiter zu funktionieren. Nach der Verdauung fließt das Blut aus dem Dünndarm direkt in die Leber. Diese hält die für den Organismus notwendigen Elemente zurück und neutralisiert die Toxine, die anschließend durch ihr Sekret, die Galle, beseitigt werden. Aber wenn das der Leber nicht gelingt, wird die Galle, die durch den Dünndarm fließt, toxisch und ruft Erbrechen hervor. Eine beachtliche Menge an Galle im Darm verursacht Verdauungsstörungen und heftige Schmerzen sowie die Bildung von Gas und Säuren, die wiederum in den Magen aufsteigen. Eine zu stark reizende und ätzende Galle wird zeitweise in der Gallenblase gelagert, deren Aufgabe es ist, sie zu neutralisieren.
Eine der Hauptfunktionen der Leber besteht darin, die Glukosen (Zucker) zu verteilen, um Muskelaktivität zu ermöglichen. Zahlreiche Muskelverletzungen sind auf die Leber zurückzuführen, insbesondere bei Sportlern, deren intensive körperliche Vorbereitung nicht mit ausgereiften Ernährungsplänen begleitet wird.

Vierte Phase – die Imprägnierung
In der vierten Phase, die als „Imprägnierung" (Tränkung) bezeichnet wird, verändert sich das Bindegewebe tief greifend aufgrund der kontinuierlichen Entzündungen und der Toxinablagerungen in den Geweben. Der Kreislauf wird beeinträchtigt und der metabolische Austausch zwischen den Zellen und Gefäßen immer schwieriger. Kurz gefasst, die Lebensfunktionen der Zellen sind gefährdet, die Energieproduktion verringert sich und die Bildung freier Radikale, die unter anderem für ein vorzeitiges Altern verantwortlich sind, nimmt zu. Trägheit, Muskelentzündungen, Sauerstoffmangel der Gewebe, Verlangsamung der Verdauungsfunktionen und Abnahme der Immunabwehr sind Charakteristika dieser Phase, die vor allem die Lungen, die Milz und die Bauchspeicheldrüse betreffen. Das folgende Stadium, in dem diese Organe geschwächt werden, äußert sich durch chronische Bronchitiden, Asthma, Tuberkulose, Allergien, Geschwüre, chronischen und akuten Rheumatismus und Migräne und erfordert einen immer häufigeren Einsatz von Medikamenten, die jedoch durch die Häufigkeit ihres Einsatzes immer weniger wirksam sind.
Um auf diese wichtige Phase der Vergiftung zu reagieren, ist mindestens ein Jahr nötig, um den Organismus unter ärztlicher Kontrolle zu reinigen. Nach diesem Jahr sollte die Ernährung weiter überwacht werden, damit eine erneute Vergiftung und Reaktivierung des Prozesses vermieden werden kann.

Fünfte Phase – die Entartung
Ohne gezielte, intensive Intervention kommt man zur fünften Phase der Vergiftung, die der Entartung, die durch eine endgültige Veränderung der Zellen und Organe charakterisiert wird. Das Gefühl des Wohlbefindens ist hier maßgeblich durch chronische Entzündungen und Schwächung des Abwehrsystems gefährdet. Das Herz und die Nieren werden auf konsequente Weise durch Herzinfarkte, Arteriosklerose, Diabetes sowie sexuelle und intellektuelle Störungen angegriffen. An diesem Punkt angelangt ist man nicht mehr in der Lage alles zu heilen, sondern kann die Schäden nur durch eine regelmäßige Kur (dauerhaftes Heilprogramm) und eine spezifische, strikte Nahrungsdiät begrenzen.

Sechste Phase – die Gewebeneubildung
Wenn bis hierhin immer noch nichts unternommen wurde, tritt die letzte Phase ein: die „Neoformation", Gewebeneubildung oder Neoplasie. Sie betrifft insbesondere das Gleichgewicht der Leber und des Hormonsystems.

In dieser Phase kommt es zur völligen Entartung des zellulären Systems mit Tumorbildungen. Unser Organismus wird von den nun nicht mehr umkehrbaren Auswirkungen der Vergiftung völlig zerschmettert. Äußere Zeichen von Krebs sind sehr schwer festzustellen und können je nach Tumortyp variieren. Falls der Metabolismus in der dritten Krankheitsphase beschleunigt wird, ist oft ein direkter Übergang in die sechste Phase zu beobachten. Es ist daher sinnvoll, präventiv alle Anzeichen und auf die dritte Phase bezogenen Ernährungsempfehlungen zu berücksichtigen.

Für Krebs, das heißt für die zelluläre Anarchie, ist die Frage der Prävention trotz allem Fortschritt der Medizin immer noch ungeklärt. Faktoren, die eine Veranlagung Krebs zu entwickeln beträchtlich beeinflussen, sind unter anderem eine fortschreitende Vergiftung, die mit Ernährung und chemischen Stimulanzien zusammenhängt (die ein Ungleichgewicht des Organismus schaffen, insbesondere des Hormonsystems), psychische Aggressionen, die insbesondere sensible Menschen betreffen, und ein Mangel an Erholung.

Das Leben und die moderne Ernährung haben das organische Gleichgewicht verändert. Unser Körper und unser Geist werden, obwohl sie ununterbrochen Angriffen ausgesetzt werden, permanent von uns vernachlässigt.

Es ist wichtig, sich auf Phasen der körperlichen und psychischen Reinigung einzulassen. Wenn unser Körper „Genug!“ schreit, ist es zwecklos, seinen Bedürfnissen auszuweichen, indem man einfach anregende Substanzen oder Beruhigungsmittel nimmt. Geben wir ihm die Möglichkeit, sich zu erholen!

Ich weiß sehr genau, dass das nicht immer einfach ist. Unsere Gesellschaft ist erbarmungslos geworden. Die täglichen Anforderungen zwingen den Menschen, auf die eigene Harmonie zu verzichten. Wir müssen daher die individuelle Wahl treffen und damit beginnen, uns selbst gegenüber Respekt zu zollen.

Den Grad der Vergiftung messen

Tabelle 2 bietet einen Überblick über die organische Vergiftung, ihre verschiedenen Phasen und ihre wichtigsten Auswirkungen auf die Gesundheit. Aber wie stellt man das Vergiftungsniveau fest, um bewusst eingreifen zu können? Durch Beantwortung des Fragebogens ab Seite 94 erhalten wir klare Hinweise über unseren wirklichen Vergiftungsgrad im Vergleich mit den Symptomen und Erkrankungen, die wir schon kennen gelernt haben.

Tabelle 2:
Die sechs Phasen der Vergiftung

Phase	Organ	Organ	Eindringen der Toxine	Eindringtiefe der Toxine
I. Ausscheidung	Magen	Dickdarm	reversibel	Innere Organe
II. Reaktion	Blase	Dünndarm	reversibel	Innere Organe
III. Ablagerung	Gallen-blase	Lymphgefäß-system	reversibel	Innere Organe
IV. Imprä-gnierung	Lungen	Milz-Pankreas	irreversibel	Zellen
V. Entartung	Nieren	Herz	irreversibel	Zellen
VI. Gewebe-neubildung	Leber	Hormon-system	irreversibel	Zellen

Fragebogen

Kreuzen Sie alle Beschwerden an, an denen Sie leiden oder an denen Sie in der Vergangenheit gelitten haben.

Erste Phase der Vergiftung: Ausscheidung
Leiden Sie oder haben Sie an folgenden Störungen gelitten, die mit einer Magenschwäche zusammenhängen?

- Erbrechen ❑
- Völlegefühl im Magen nach den Mahlzeiten ❑
- Gastritis (Übersäuerung und Sodbrennen) ❑
- Hungergefühl gegen 11 Uhr morgens und gegen 16-17 Uhr ❑
- Hiatushernie ❑
- Stirnkopfschmerz nach den Mahlzeiten ❑
- Schläfrigkeit nach den Mahlzeiten ❑

- Rötungen des Bereichs oberhalb der Wangenknochen nach den Mahlzeiten ❑
- Gingivitis, Zahnfleischentzündungen ❑
- Trigeminusneuralgie ❑
- Schilddrüsenerkrankungen, Brusterkrankungen ❑
- Saures Aufstoßen, Rülpsen ❑

Leiden Sie oder haben Sie an folgenden Beschwerden gelitten, die mit einer Dickdarmschwäche zusammenhängen?

- Colon irritabile-Syndrom (Reizkolon: Schmerzen im Bauchraum, Abwechseln von Verstopfung und Durchfall, Gefühl von Bauchschwellungen, Auftreten von Darmgasen) ❑
- Aufgetriebener Bauch nach den Mahlzeiten ❑
- Verstopfung (keine tägliche Darmentleerung) ❑
- Rhinitis (Schnupfen), Mandelentzündung ❑
- Mundgeruch, häufige Zahnschmerzen, Eiterfluss ❑
- Häufige Blasenentzündungen ❑
- Hautbeschwerden: Akne, Furunkulosen, Ekzeme, kleine Hautinfektionen ❑
- Neigung, seine Emotionen zurückzuhalten, exzessive Selbstkontrolle ❑
- Scapulo-humerale Periarthritis, Epikondylitis ❑
- Störungen des Geruchssinns ❑
- Bewegliche Skotome („Mouches volantes“) ❑

Zweite Phase der Vergiftung: die Reaktion

Leiden Sie oder haben Sie an folgenden Störungen gelitten, die mit einer Dünndarmschwäche zusammenhängen?

- Enteritis mit Diarrhoe ❑
- Langsame Verdauung mit aufgetriebenem Bauch ❑
- Entwicklung von Darmparasiten ❑

- Schlechte Absorption (unverdaute Fette im Stuhl) ❑
- Nahrungsintoleranz, Nahrungsallergien ❑
- Beschwerden mit den Weisheitszähnen ❑
- Sinusitis (Nebenhöhlenentzündung) ❑
- Eierstockzysten ❑
- Konzentrationsschwierigkeiten, Gedächtnisstörungen ❑

Leiden Sie oder haben Sie an folgenden Störungen gelitten, die mit einer Blasenschwäche zusammenhängen?

- Spärliche Harnausscheidung, von dunkler Farbe, trüb, stark riechend ❑
- Häufiger und eher wässriger Urin ❑
- Schweißproduktion (Transpiration) während der Mahlzeiten ❑
- Exzessive Schweißproduktion, konstant oder anfallsartig ❑
- Schweißproduktion mit einem leichten Ammoniakgeruch ❑
- Zu heiße oder zu kalte und feuchte Hände und Füße, insbesondere in Stresszeiten ❑
- Stirnkopfschmerz, der entlang des Kopfes bis zu den Halswirbeln ausstrahlt ❑
- Gefühl von allgemeiner Schwäche ❑
- Starker Mundgeruch mit Ammoniakgeruch ❑
- Vorübergehende Übelkeit, Azetonerbrechen ❑
- Nasenbluten ❑
- Taubheitsgefühle der Finger, Veränderung der allgem. Sensibilität ❑
- Trockene Haut unter den Füßen ❑
- Trockene Schuppen auf der Kopfhaut, der Stirn und der inneren Endpunkte der Augenbrauen ❑
- Schwellungen im äußeren Bereich der Fußknöchel ❑
- Arthritis, Gichtattacken, Ischiasbeschwerden ❑
- Nierensteine ❑
- Konjunktivitis (Bindehautentzündung) ❑

Dritte Phase der Vergiftung: die Ablagerung

Leiden Sie oder haben Sie an folgenden Beschwerden gelitten, die mit einer Schwäche des Lymphkreislaufs zusammenhängen?

- Schwellungen und schwere Beine ❑
- Schwellungen im Gesicht, besonders beim Aufwachen ❑
- Vergrößerung der Lymphknoten ❑
- Fettleibigkeit vom gynoiden Typ (starke Fettakkumulation in der unteren Körperregion) ❑
- Unerwartete Rötungen ❑

Leiden Sie oder haben Sie an folgenden Störungen gelitten, die mit einer Schwäche der Gallenblase zusammenhängen?

- Bitterer Geschmack im Mund ❑
- Sodbrennen und schlechte Verdauung (insbesondere von Fetten und Frittiertem) ❑
- Stühle, hell, gelblich oder grünlich ❑
- Aufwachen gegen 2-3 Uhr morgens ❑
- Mangelnde Courage, dem Tag die Stirn zu bieten, Unentschiedenheit ❑
- Fettige Haut und Kopfhaut ❑
- Gallensteine, Gallenkoliken ❑
- Menstruationsstörungen ❑
- Allgemeiner Juckreiz ❑
- Kopfschmerz im Bereich der Schläfen und des Nackens, stärker bei Stress und vor dem Menstruationszyklus ❑
- Migräne ❑
- Ohrensausen (Ohrgeräusche) ❑
- Schwindel, Drehgefühl ❑
- Nächtliche Krämpfe, Zittern, Ticks, Bruxismus (nächtliches Zähneknirschen) ❑
- Pigmentflecken im Gesicht ❑

- Hypercholesterinämie ❑
- Vorübergehender Bluthochdruck ❑
- Vorübergehende Hyperglykämie ❑
- Hämorrhoiden, variköse Venen ❑
- Veränderung der Nägel ❑
- Fettleibigkeit vom androiden Typ, das heißt im oberen Körperbereich konzentriert ❑
- Muskelkrämpfe ❑

Vierte Phase der Vergiftung: die Imprägnation
Leiden Sie oder haben Sie an folgenden Störungen gelitten, die mit einer Schwäche von Milz und Pankreas zusammenhängen?

- Autoimmunerkrankungen (z.B. autoimmune Schilddrüse) ❑
- Schlechte Narbenbildung, leichte Bildung blauer Flecken, Gebärmutterblutungen ❑
- Diabetes, Dyslipidämie (Verschiebungen beim Lipoproteintransport und Fettmetabolismus) ❑
- Venenerkrankungen: Varizen, Thrombophlebitis ❑
- Gebärmutter-Fibromatosen (Fibrome, Myome) ❑
- Konzentrationsschwierigkeiten ❑
- Morgendliche Müdigkeit gegen 11 Uhr, Müdigkeitsgefühle und kontinuierliches Schweregefühl ❑
- Herzstörungen: Arrhythmie, Angina pectoris, Koronarerkrankungen ❑
- Harter, geschwollener Bauch, schmerzhaft bei Palpation ❑
- Geschwüre, chronische Gastritiden ❑
- Chronische Gingivitis (Zahnfleischentzündung) ❑
- Trockene und gesprungene Lippen (kleine Wunden in den Mundwinkeln) ❑

Leiden Sie oder haben Sie an folgenden Störungen gelitten, die mit einer Lungenschwäche zusammenhängen?

- Trockener Husten, Husten mit häufigem Katarrh ❑
- Schwache Stimme ❑
- Schwitzen, kalte Hände aufgrund von Stress ❑
- Beträchtliche Schweißproduktion tagsüber, besonders in den Händen und den Achseln ❑
- Wiederholt auftretende Schnupfen ❑
- Chronische Bronchitis ❑
- Chronische Rhinitis mit Geruchsstörungen ❑
- Asthma ❑
- Tuberkulose ❑
- Aufwachen gegen 5 Uhr morgens, mit Angst und Schweiß ❑
- Schlafbedürfnis während des Tages, leichte Neigung zum Weinen, trauriger Humor ❑
- Trockene Haut, entmineralisiert ❑
- Müdigkeit ❑
- Akne im Gesicht und auf den Schultern ❑
- Psoriasis ❑
- Chronische Mykosen, Mykosen in den Leistenfurchen ❑
- Allergische Reaktionen im Bereich der Haut: Ekzeme, Urticaria (Nesselsucht) ❑

Fünfte Phase der Vergiftung: die Entartung

Leiden Sie oder haben Sie an folgenden Störungen gelitten, die mit einer Herzschwäche zusammenhängen?

- Gerötetes Gesicht, heiß und feucht, obwohl es blass und glanzlos ist ❑
- Schweiß an Kopf und Hals ❑
- Der Bereich der Augenbrauen ist sehr rot oder sehr blass ❑
- Die Zone oberhalb der Oberlippe ist nach einer Mahlzeit oder Anstrengung sehr bleich ❑

- Schweiß um die Lippen herum ❑
- „Ameisenkribbeln“ in den oberen Gliedmaßen ❑
- Müdigkeit gegen Ende des Nachmittags ❑
- Gegen Abend Beklemmungsgefühle im Brustkorb, Schmerzen im Bereich des Brustbeins ❑
- Arterieller Bluthochdruck, Arrhythmie ❑
- Chronisch niedriger Blutdruck ❑
- Neigung zu emotionalem Weinen ❑

Leiden Sie oder haben Sie an folgenden Störungen gelitten, die mit einer Nierenschwäche zusammenhängen?

- Schwellungen unter den Augen ❑
- Dunkle Augenhöhlen ❑
- Nächtlicher Schweiß mit Hitzegefühl in den Händen, den Füßen und der Brust ❑
- Schweiß unter den Füßen an den Fußsohlen ❑
- Ohrgeräusche ❑
- Kontinuierliches Kältegefühl ❑
- Osteoporose höheren Grades ❑
- Chronische Prostatitis ❑
- Anormale Erschöpfungszustände ❑
- Schwierigkeit, sich nach Anstrengung zu erholen ❑

Auswertung des Fragebogens

Welche Informationen liefert uns ein derartiger ausgefüllter Fragebogen? Zunächst werden die Regionen identifiziert, in welchen sich die Beschwerden, unter denen wir leiden oder an denen wir gelitten haben, hauptsächlich konzentrieren. Aus diesem ersten Überblick und den Beobachtungen kann man den Grad der Vergiftung ableiten, der derzeit erreicht ist oder in der Vergangenheit erreicht wurde.

In der ersten Phase stehen die Symptome der Exkretion (Ausscheidung) insbesondere mit dem Eindringen der Toxine in Magen und Dickdarm in Zusammenhang. Dann, in der zweiten Phase, manifestieren sich Störungen von Dünndarm und Blase (Entzündungsphase). Die dritte Phase, die der Ablagerung, greift vor allem die Gallenblase und das Lymphgefäßsystem an. Anschließend sind Milz, Pankreas und Lungen dem Angriff der Toxine in der Phase der Imprägnierung ausgesetzt. Die Ablagerungsphase (Phase 3) ist bereits ein kritischer Punkt im Prozess des Eindringens von Toxinen, da die Situation schnell zu schweren Erkrankungen der Nieren und des Herzens führen kann – die eigentlich die fünfte Phase kennzeichnen, die der Entartung – und sich in der sechsten Phase, der Gewebsneubildung, in Richtung zu Veränderungen des Zellstoffwechsels weiterentwickelt, verbunden mit Problemen der Leber und des endokrinen Systems (das ist das Hormonsystem).

Die organische und zelluläre Vergiftung manifestiert sich nicht immer nach den sechs Phasen der Vergiftung. Der Zustand eines Menschen (das heißt der Zyklus, in dem er sich gerade befindet), die morphologischen und psychischen Eigenschaften, die vom genetischen Erbe (entsprechend der individuellen Typologie) und seiner Exposition gegenüber Einflüssen der Umgebung bestimmt werden, sind wichtige Faktoren. Sie sind ausschlaggebend dafür, wie und wann der Organismus auf einen feindlichen Angriff der Toxine mit seinem eigenen natürlichen Entgiftungsprozess reagiert.

Sie haben daher jetzt Instrumente in den Händen, mit denen Sie eine erste vorbeugende Untersuchung für Ihre Gesundheit vornehmen können. Wenn Sie Ihre Typologie identifiziert und mithilfe des Fragebogens Ihren Grad der Toxinbelastung (der der Phase entspricht, in welcher sich die Mehrzahl der im Fragebogen angekreuzten Symptome konzentriert) analysiert haben, können Sie feststellen, ob es mehr oder weniger dringend ist, angesichts auftretender Symptome einzugreifen. Wenn Sie z.B. eine starke Konzentration der Symptome im Bereich der Gallenblase haben, wissen Sie, dass es äußerst dringend ist, Maßnahmen zu treffen, um den Übergang zur sechsten Phase des Vergiftungsprozesses (Gewebeneubildung) zu vermeiden, besonders wenn Sie ein grüner Mensch sind. Wenn Sie ein roter Typ sind und unter vielen Dünndarmbeschwerden leiden, ist es wichtig, Herz-Kreislauf-Störungen der fünften Phase zu verhindern. Wenn Sie ein Weißer sind, mit Beschwerden, die den Dickdarm betreffen, müssen Sie insbesondere auf eine mögliche degenerative Phase der Lungen achten. Sind Sie stattdessen ein Gelber mit Magenbeschwerden, seien Sie auf der Hut vor einer möglichen vierten Phase, die die

Bauchspeicheldrüse in Mitleidenschaft ziehen könnte. Diejenigen, die Blasenprobleme haben, müssen auf die fünfte Phase achten, die die Nieren betrifft, insbesondere die Grauen.
Aber um uns von den Toxinen zu befreien und unsere Gesundheit, unser Wohlbefinden und ein Wohlfühlgewicht wieder zu gewinnen, müssen wir zunächst genauestens verstehen, wie sich Toxine in unserem Organismus akkumulieren und welche Schäden sie dort auslösen.

6

Die Chronobiologie

Der biologische Rhythmus

Wir vergessen es gerne, aber, ob es uns gefällt oder nicht, der Mensch badet in einem umfassenden natürlichen System, das alle lebenden Wesen mit einschließt: Tiere, Pflanzen, die Erde und den ganzen Kosmos. Wir sind wesentlicher Bestandteil eines natürlichen Systems, in welchem wir uns nach biologischen Rhythmen entwickelt haben und nach diesen leben.

Unseren Zustand kennen wir zwar sehr gut, wir machen ihn uns aber selten bewusst und neigen stattdessen dazu, unsere Existenz und unser Leben so zu organisieren, als ob wir von einem globalen natürlichen System unabhängig wären. Wir organisieren unsere Tage mehr und mehr und stellen uns allen möglichen Anforderungen, den beruflichen, familiären oder sozialen, oder folgen einfach unserer momentanen Lust. Dagegen berücksichtigen wir wenig den biologischen Rhythmus, der uns tagtäglich dazu einladen sollte, ihm zu folgen. Egal zu welcher Tageszeit alles Mögliche zu essen, spät zu Abend zu essen, anregende und alkoholisierte Substanzen zu sich zu nehmen, zu unregelmäßigen Zeiten zu arbeiten und auszuruhen sind Verhaltensweisen, die von dem System diktiert werden, in welches wir hineingeboren wurden. Es ist schwierig, sich ihm zu entziehen: aber all das entspricht nicht dem biologischen Rhythmus unseres Körpers. Der folgt, trotz allem und unabhängig von uns, automatisch dem natürlichen Tagesrhythmus, selbst wenn wir es mit allen Mitteln zu verhindern versuchen. Ein über längere Zeit andauernder Bruch dieser Harmonie ermüdet unseren Organismus und seine Funktionen, von denen die Entgiftung nur eine ist.

Ein wertvoller Saft

Um den Prozess der organischen Vergiftung besser zu verstehen, müssen wir uns unseren Zellen mit einer imaginären Lupe nähern und sehen, wie sie funktionieren, wie sie sich ernähren und wie sie sich reinigen.
Alle Zellen unseres Körpers sind von einem wässrigen Terrain umgeben, das als „Mesenchym", „mesenchymatische Flüssigkeit" oder lockeres Bindegewebe bezeichnet wird. Es besteht hauptsächlich aus Flüssigkeiten (insgesamt 16-18 Liter), einer Ansammlung von Fasern (Kollagen und Elastin, Mukopolysaccharidfibrillen), gelösten Stoffen (Metaboliten und Kataboliten des Zellstoffwechsels, Ionen, Sauerstoff und Kohlendioxid, freien Radikalen) und bestimmten Zelltypen: Makrophagen und Monozyten.
Diese im ganzen Körper vorkommende Flüssigkeit ist das einzige System der Grundregulation, das den korrekten Ablauf aller Zell- und Gewebsfunktionen ermöglicht. Die mesenchymatische Flüssigkeit passt sich tatsächlich auch den Übergangsregionen zwischen den Zellen und dem kapillaren, nervösen, hormonellen und lymphatischen System an.
Über diese Flüssigkeit kommen:

- Nahrungssubstanzen (Sauerstoff, Proteine, Mineralien etc.) vom Blut in die Zellen;
- Stoffwechselschlacken von den Zellen in die Lymphgefäße;
- Nervenimpulse von den Zellen ins Nervensystem;
- Hormone vom Blut in die Zellen.

Die Hauptlebensfunktionen unserer Zellen werden durch das Vorhandensein der mesenchymatischen Flüssigkeit sichergestellt, die im Allgemeinen das Wohlbefinden des Organismus reguliert. Dieses ist ebenso wie das biochemische, metabolische und neuroendokrine Gleichgewicht gefährdet. Es ist notwendig dieses wichtige Regulationssystem gesund und funktionsfähig zu erhalten: indem die Erneuerung der Flüssigkeiten begünstigt wird und indem so gut wie möglich ein intakter pH-Wert und eine optimale Fluidität des Mesenchyms gewährleistet werden, damit dieses seine Mittlerfunktion ohne Schwierigkeiten erfüllen kann.
Jede Dysfunktion dieses Systems, jede einzelne seiner Veränderungen (hervorgerufen durch den geringen Respekt vor den biologischen Rhythmen des Körpers) bereitet den Boden für die Entwicklung von funktionellen und orga-

nischen Erkrankungen. Wie wir sehen werden, ist es besonders wichtig, dass die flüssige Substanz, in die unsere Zellen eingebettet sind, sich erneuern kann und nicht mit Toxinen gesättigt ist. Wenn die Toxinkonzentration im Mesenchym zu hoch ist und es dem Körper nicht gelingt, sie durch Ausstoß zu senken oder ihren Überschuss zu neutralisieren, treten die Giftstoffe in die Zellen ein, beeinflussen direkt die DNS der Zelle und begünstigen die Entwicklung von Neoplasien (Tumoren).

Die Phasen des Tages: drei Zeitabschnitte... ohne Überstunden

Wir werden jetzt bestimmte grundlegende Aspekte der Chronobiologie untersuchen, der Wissenschaft, die sich mit den sich abwechselnden physiologischen Phasen des menschlichen Körpers im Hinblick auf natürliche Zyklen beschäftigt. Der Tageszyklus ist nämlich mit dem mesenchymatischen System eng verbunden und gibt Hinweise für die Ernährung, um den gefährlichen Vorgang der Organvergiftung zu vermeiden.
Im Wesentlichen gliedert sich der biologische Tagesrhythmus in drei Phasen oder drei „Zeiten“, mit einer Dauer von acht Stunden pro Phase (s. Abb. 12).

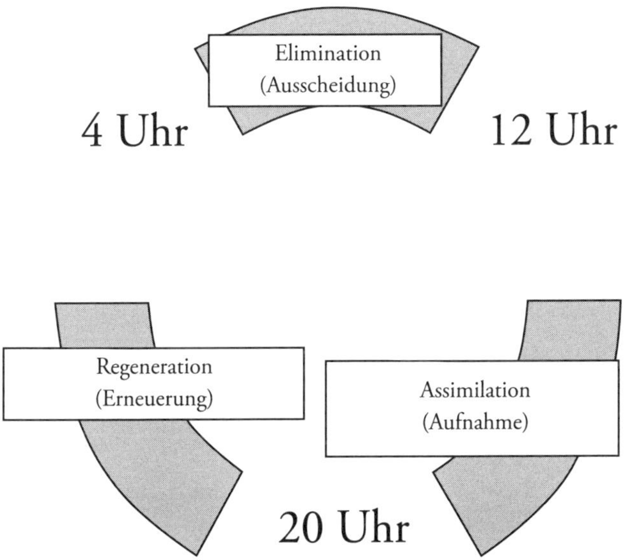

Abb. 12: Der Biorhythmus des Tages.

Erster Zeitabschnitt: Phase der Assimilation (von 12 Uhr bis 20 Uhr)

Der erste Zeitraum, den wir genauer untersuchen, geht von 12 Uhr mittags bis abends um 20 Uhr. Das ist die Phase, in der unser Körper das Maximum seiner Kapazität, sich zu ernähren und zu assimilieren erreicht. Die aktivsten Organe hierbei sind sicherlich die des Verdauungsapparates, aber auch die Leber und die Nieren.

Diese Phase entspricht dem optimalen Zeitraum für den Organismus, die Nahrungsmittel zu sich zu nehmen und sie in Nahrungssubstanzen und Schlacken zu spalten. Aus diesem Grund sollten selbstverständlich die wichtigsten Mahlzeiten innerhalb dieser acht Stunden eingenommen werden. Die Stoffwechselvorgänge (Umwandlung der Nahrungssubstanzen in nützliche Energie für den Organismus) produzieren viele saure Abfallstoffe, die flüchtig oder mineralisch sind. Die flüchtigen Substanzen werden leicht über die Nierentätigkeit und die Atmung eliminiert. Dagegen wird der Mineralsäureüberschuss, den der Körper nicht ausscheiden kann, „umgeleitet" und gewissermaßen in den Geweben „gespeichert", damit er nicht das Blut erreicht, wo er gefährliche pH-Änderungen auslösen kann. Das Mesenchym erweist sich tatsächlich als eine Art „Stoffwechselschwamm", der in der Lage ist, die Schlacken aufzufangen, die die vorrangigen Ausscheidungsorgane (wie Leber, Lungen und Nieren) nicht entsorgen konnten.

Die sauren Schlackenablagerungen im Mesenchym verändern dessen Struktur: unter der Wirkung der Säureansammlung geht es von einer eher flüssigen Lösung in den Gelzustand über, der dazu neigt, sich zu verfestigen. Der Gelzustand ist aufgrund seiner Viskosität mit vielen Aufgaben des Mesenchyms nicht vereinbar, und daher:

- erschwert er den Austausch zwischen den Zellen und dem Blut;
- behindert er die Drainage des Lymphgefäßsystems;
- beeinflusst er sogar das Nervensystem negativ.

Zweiter Zeitabschnitt: Phase der Regeneration (von 20 Uhr bis 4 Uhr)

Während der Nacht, zwischen 20 Uhr und 4 Uhr morgens, ändern sich die Stoffwechselvorgänge vollkommen. Der Zustrom der von der Nahrung aufgenommenen Nährstoffe erschöpft sich nach und nach, die Organfunktionen verlangsamen sich und der Organismus tritt in eine Phase des „physiologischen Fastens" ein.

In dieser neuen Phase unterbricht der Körper die Assimilations- und Speicheraktivitäten, die während der vorangegangenen Phasen stattgefunden haben. Er aktiviert ein System der Entgiftung und Regeneration, das sich um die Nährstoffe kümmert. Letztere sind in den lebenswichtigen Prozess der Erneuerung miteinbezogen, indem sie die nährenden Substanzen, die ihnen vom Organismus zur Verfügung gestellt werden, verwerten, nachdem der Organismus sie in der vorangegangenen Phase über die Nahrung aufgenommen und verdaut hat. Das ist keine Lappalie: Vergessen wir nicht, dass unser Körper täglich mehr als zehn Milliarden Zellen erneuert. Man kann daher sagen, dass es genau genommen diese Phase ist, die uns ermöglicht, weiterzuleben...
Wie in der Tagesphase nehmen auch jetzt die Leber und die Nieren teil an der Ausscheidung der Toxine, die sich tagsüber im mesenchymatischen Gewebe angesammelt haben. In den interstitiellen Zwischenräumen (den Räumen zwischen den Zellen) läuft während der Nacht ein entzündlicher Hydrolysevorgang ab. Er ist in der Lage, das viskos gewordene Mesenchym aufzulösen und die Toxine freizusetzen. Die Struktur des Mesenchyms nimmt so größtenteils wieder den flüssigen Zustand an. Die entzündliche Reaktion ist ein unumgänglicher Pflegevorgang für die Reinigung des Mesenchyms und das wichtigste antitoxische „Puffer"-System des Organismus. Um die freigesetzten Säuren zu neutralisieren erinnert sich der Organismus an seine alkalischen Reserven und der pH des Mesenchyms wird daraufhin wieder basisch.
Während der Nacht ist ein Absinken der Körpertemperatur zu beobachten: im Laufe des Tages liegt sie bei ungefähr 37 °C, aber beim Übergang vom Tag zur Nacht sinkt sie stufenweise auf 36 °C ab. Bei dieser Temperatur finden im Rahmen der Erholung und des Fastens alle Ausscheidungs- und Regenerationsvorgänge statt; parallel erhöht sich mit dem Eintreten der Nacht die Produktion von Melatonin, einem essenziellen Anti-Age-Hormon, das die Basis für die Bildung von anderen Hormonen ist. Die nächtlichen Spitzen des Melatonin lenken lebenswichtige Parameter wie den Rhythmus der Körpertemperatur und den Schlaf-Wach-Zyklus (siehe Abb. 13).
Nun ist es fast überflüssig hinzuzufügen, dass unser Körper während dieser nächtlichen Phasen besonders viel Ruhe braucht, damit die entscheidenden Stoffwechselfunktionen nicht behindert werden, und dass er weder überreichliche Mahlzeiten noch Alkohol oder Verdauungsschnäpse benötigt.

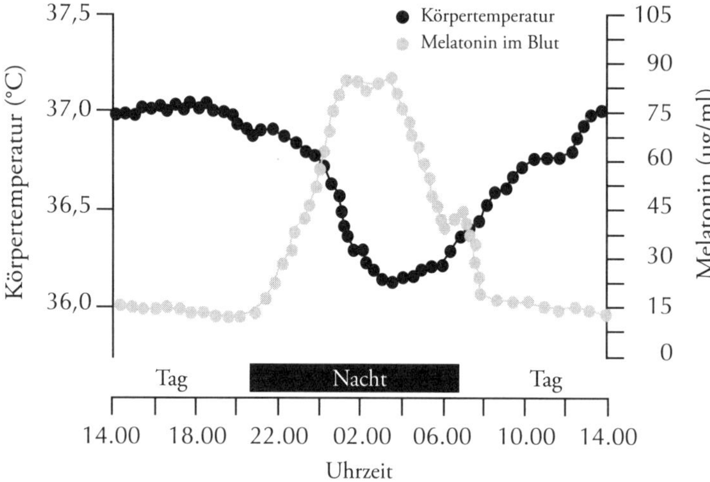

Abb. 13: Die Bewegung des Melatonin im Laufe von 24 Stunden.

Dritter Zeitabschnitt: Phase der Ausscheidung, Elimination (Von 4 Uhr bis 12 Uhr)

In der dritten Phase findet die Ausscheidung statt. Sie beginnt um 4 Uhr morgens, um bis Mittag zu dauern. Der Körper befreit sich in dieser Zeit von toxischen Rückständen. Es ist daher wichtig, den Organismus in seinen Funktionen nicht zu beeinträchtigen, sondern stattdessen die Ausscheidung zu unterstützen. Zum Beispiel, indem blutreinigende Nahrungsmittel zum Frühstück gegessen bzw. getrunken werden, wie Früchte und Natursäfte, aber insbesondere Wasser.

Die Chronobiologie und das Wohlbefinden

Die zur Bildung von Melatonin und zur Entgiftung notwendige Hypothermie wird durch ein zu üppiges Abendessen, das dazu noch spät aufgenommen wird, gestört. Der Körper befindet sich dann weiterhin in einer Phase der Oxidation, die Körpertemperatur bleibt erhöht und beides greift in die natürlichen biologischen Vorgänge während der Ausscheidungsphase ein.
Der Rhythmus der Melatoninproduktion käme demzufolge durcheinander, sodass der Schlaf wenig erholsam ist und der Betroffene meist zwischen ein

und drei Uhr morgens aufwacht. Die nächtliche Toxinausscheidung wäre daraufhin uneffektiv.
Das Ganze bewirkt letztendlich ein vorzeitiges Altern: eine Speicherung von sauren Substanzen, einen Zustand organischen Leidens mit zellulärer Fehlernährung, eine Verlangsamung der Ausscheidung, die Selbstvergiftung und schließlich den Zelltod.
Um stattdessen die chronobiologischen Phasen des Organismus zu unterstützen, sollte das Abendessen sehr leicht sein und aus einfachen, bekömmlichen und verdaulichen Nahrungsmitteln (durch die richtige Nahrungsmittelzusammenstellung) bestehen. Am Besten sollte es vor 20 Uhr gegessen werden, sodass so wenig wie möglich in den nächtlichen Ausscheidungs- und Regenerationsvorgang eingegriffen wird. Alkoholische Getränke sind zu vermeiden. Selbst eine Entgiftungsdiät würde nicht funktionieren, wenn der Körper sich nicht während der Nacht ausruhen kann: im Laufe des Abends sollte daher kein einziges weiteres Nahrungsmittel mehr aufgenommen werden. So könnte sich die Leber, nachdem sie ihre Verdauungsfunktion beendet hat, völlig den nächtlichen Entgiftungsaktivitäten widmen. Die natürlichen Rhythmen des Organismus würden auf diese Weise respektiert, der Schlaf wäre tief, ruhig und von Alpträumen verschont. Am Morgen würde der Körper gereinigt und voller Energie erwachen.
Nach der Chronobiologie wird körperliche, sportliche Betätigung am Morgen empfohlen, wenn sich der Körper noch in der Ausscheidungsphase befindet. Am Besten wird vor, während und nach der physischen Anstrengung reines Wasser, ohne Eis, getrunken, um die Ausscheidung zu begünstigen. Der Morgen ist auch bestens für die Meditation geeignet, für unsere Erinnerung an unsere Ziele und für das Loslassen körperlicher und geistiger Anspannungen mithilfe von Atemübungen (Yoga, Autogenes Training).
Für das Lernen, für die Konkretisierung und Umsetzung unseres Wissens eignet sich die Assimilationsphase während des Tages am Besten.
Vor dem Schlafen in der Regenerationsphase ist es sinnvoll, einen Punkt unter den zu Ende gehenden Tag zu setzen. Ziehen Sie mit ein wenig Ironie das Resümee aus diesem Tag und erlauben Sie sich, ein positives oder negatives Votum für Ihre Handlungen abzugeben. Der Abend ist auch der geeignetste Moment für den Ausdruck von Sinnlichkeit und Sexualität um Anspannungen loszulassen, seien sie körperlicher oder psychischer Art.
Respektieren wir ausgeglichene Rhythmen, indem wir in Harmonie mit der Natur leben, so gleichen wir auch unsere körperlich-geistige Beziehung aus,

bewahren uns vor Müdigkeit und Stress und begünstigen zweifellos ein gutes Altern.

Bevor Sie jedoch an den Punkt kommen, das Buch zu schließen und es in die Ecke zu werfen mit dem Vorwurf, es wolle Ihnen ein Klosterleben vorschlagen, sollten Sie bitte berücksichtigen, dass es hier um unsere Gesundheit geht, die uns allen sehr kostbar ist. Die Methoden, die es uns ermöglichen, die Rhythmen unseres Tages mit den biologischen Rhythmen unseres Körpers in Einklang zu bringen, um unsere Form und unser Wohlbefinden wieder zu erlangen, werden in den Kapiteln vorgestellt, die der Ernährung gewidmet sind. Die erste Regel, um sich auf alle Fälle bei allem was Sie tun wohlzufühlen, ist: Achten Sie auf die Tageszeiten und machen Sie, wenn möglich, keine Überstunden!

7
Die Entgiftung, ein Weg zur Gesundheit

Vor allem Entschlacken

Seit mehr als dreißig Jahren beschäftige ich mich mit der körperlichen Entgiftung, denn ich glaube, dass die Ansammlung von Giftstoffen ein grundlegendes Gesundheitsproblem ist, das für degenerative Erkrankungen und vorzeitiges Altern verantwortlich ist. Wie wir gesehen haben, ist der Organismus gezwungen, die aufgenommenen Nahrungsmittel in Nährstoffe umzuwandeln, um zu leben. Diese tägliche Aufgabe führt auch zum Entstehen von Schlacken, Abfällen und Giftstoffen. Die Tatsache, dass der Körper jeden Tag tausende Zellen neu bilden muss, bedeutet, dass er entsprechend viel ausscheiden muss, sodass die Ausscheidungsarbeit ansteigt. Darüber hinaus entstehen durch unsere schlechten Gewohnheiten und eine Ernährung, die für uns nicht geeignet oder nicht an unsere Bedürfnisse angepasst ist und dazu noch in Eile eingenommen wird, weitere Giftstoffe. Zu viele Kohlenhydrate, zu viele Eiweiße, zu viele Fette führen zu Dekompensationen. Sie erhöhen die Belastung unseres Systems auf Kosten unserer natürlichen Filter (Verdauungsapparat, Leber, Nieren etc.), was die Schwierigkeiten der Toxinausscheidung weiter erschwert.
Genauso entscheidend wie die Quantität ist die Qualität der Nahrungsmittel: die Landwirtschaft- und Viehzuchtsysteme, durch die toxische Stoffe (z.B. Pestizide, Tiergifte und Hormone) in die Nahrungsmittel eingeschleust werden, verschlimmern den Grad unserer Vergiftung. Der Medikamentenmissbrauch erhöht zudem die „Toxikämie" auf beachtliche Weise, sodass man heute von Störungen und Erkrankungen spricht, die insbesondere von Medikamenten verursacht werden. Hinzu kommen ungünstige Lebensbedingungen, zu viele sitzende Tätigkeiten und die Umweltverschmutzung. Das Alter spielt eine wichtige Rolle: in dem Maß, indem man altert, verringern sich die Verdauungskapazitäten (aufgrund der Alterung des Darmökosystems) und es entwi-

ckeln sich Fermentationsprozesse und Pilze im Darm, die die Filterarbeit der Leber verkomplizieren und den Eintritt von Toxinen in die Mesenchymflüssigkeit ermöglichen. Diese Toxine behindern die Zellregeneration und sind die Ursache degenerativer Erkrankungen.
Es gibt daher eine direkte Verbindung zwischen einer schlechten Ernährung und einer vorzeitigen organischen Alterung. Eine Verbindung, die durch die Vergiftung des Organismus, die Entwicklung von Krankheiten, den Verlust des Gleichgewichts und des Wohlbefindens entsteht. Folgendes Basisprinzip bestimmt die Ernährungsphilosophie der Zentren, die ich leite: Die Ernährung steht dort an erster Stelle, sie ist essenziell, sei es während einer Entgiftungskur, sei es bei der Erstellung eines persönlichen Ernährungsplans, eines Diätplans zur Abmagerung und/oder zur Wiederherstellung des Gleichgewichts und dessen Aufrechterhaltung, die zu Hause durchführbar ist.
Die von mir entworfene Kur sieht eine „hypotoxische" Reinigungsdiät vor. Mit ihr gelingt es, die Toxine aus ihren Speichern zu verlagern ohne die Leber daran zu beteiligen, die ohnehin schon viel Arbeit hat. Die Diät besteht quasi aus Nahrungsmitteln pflanzlichen Ursprungs, ohne Salz und ohne gesättigte Öle, ist reich an Frucht- und Gemüsesäften und frischer Pflanzenkost, um sich mit Vitaminen und Mineralsalzen aufzutanken.
Diejenigen, die keine Möglichkeit haben, sich selbst eine Diätphase und Entgiftungstherapie unter strikter ärztlicher Kontrolle zu gönnen, wie es in den Chenot-Zentren geschieht, können sich dennoch selbst helfen, indem sie sich mit entsprechenden Nahrungsmitteln versorgen und jeden Monat drei Tage lang der Reinigungsdiät folgen, die ich Ihnen hier vorschlage.

Die Drei-Tages-Diät

Ich empfehle die Drei-Tages-Diät immer als eine gute Entgiftungstherapie zur Gesunderhaltung: sie sieht eine Nahrungsreduktionsdiät vor, auf der Basis von Früchten, Flüssigkeiten und Getreide, mit wenig Gewürzen und ohne Salz. Es ist wichtig, dass man diese Diät nicht länger als drei Tage macht: zum einen, weil sie nicht die notwendigen Nahrungselemente für das tägliche Leben bietet und weil es zum anderen gefährlich ist, ohne begleitende, unterstützende Therapie und ohne ärztliche Kontrolle die toxischen Ablagerungen, die z.B. in den Fettansammlungen vorkommen, plötzlich umzulagern. Sind im Körper zu viele Toxinablagerungen vorhanden, besteht das Risiko, dass die freigesetzten Toxine, die wieder in den Kreislauf unseres Organismus gelangen, letztendlich Schäden bewirken und schwerere Erkrankungen in Gang setzen.

Frühstück

- Ein Glas frisch gepresster Apfelsaft (aus Entsafter)
- Ein Glas frisch gepresster Möhrensaft (aus Entsafter)
- Eine Tasse Gerstenkaffee oder grünen Tee

(Anmerkung: Wenn man keinen Entsafter zur Verfügung hat, kann man einen Apfel oder eine Möhre reiben oder in kleine Stücke schneiden.)

Mittagessen

- Eine Frucht der Saison
- Ein wenig rohes Gemüse, mit einem Löffel Olivenöl (Extra vergine, kaltgepresst) und mit etwas Apfelessig und Zitronensaft
- 60 g Reis, vorzugsweise Vollkornreis, je nach Bedarf gewürzt mit Gemüsesaft

Abendessen

- Gemüse, gegrillt oder gedünstet
- 60 g Vollkornreis, zubereitet mit Gemüse, angemacht mit Öl, Petersilie oder Tomaten
- als Alternative: mit Reis gefülltes Gemüse
- oder weitere 40 g Reis in einer Gemüsesuppe

Was die Entschlackung betrifft, so ist es wichtig, auch im täglichen Leben eine richtige Ernährung zu befolgen, die geeignet ist, sowohl Krankheiten als auch dem Altern vorzubeugen. Dabei sollten dem Organismus entsprechend seiner bestimmten Pathologie alle Nahrungssubstanzen, die er benötigt, zur Verfügung gestellt werden, und das in Harmonie mit den Stoffwechselgesetzen und denen der Chronobiologie. Die Nahrungsmittel sollten naturbelassen sein, vollwertig, der Jahreszeit entsprechen und so frisch wie möglich sein, um so die Energie des Körpers zu erneuern und die Vitalität zu erhöhen.
Zu guter Letzt ist es wichtig, der optimalen Zusammenstellung der Nahrungsmittel viel Aufmerksamkeit zu widmen, damit die Verdauungskapazitäten auf

beste Weise genutzt werden, nicht überlastet sind und eine begrenzte Toxinproduktion garantieren können. Die Nahrungsmittel auf Kohlenhydratbasis und die auf Eiweißen basierenden werden zu unterschiedlichen Mahlzeiten aufgenommen, jeweils zusammen mit Gemüse und frischen Früchten. Die Zusammenstellung der Mahlzeiten sollte genau geregelt sein: die Früchte z.B. sollten vor allen anderen Nahrungsmitteln gegessen werden, um Gärung zu vermeiden, die sonst deutlich spürbar wäre. Damit lässt sich das Gefühl der Schwere und Schläfrigkeit beseitigen, das oft Mahlzeiten begleitet, die aus verschiedenen Nahrungsmitteln zusammengesetzt sind, die sich in punkto Verdauung nicht miteinander vertragen.

Nahrungsmittel pro und contra

Die Ursache der meisten Dysfunktionen und Krankheiten ist ein Ungleichgewicht zwischen der Menge an freien Radikalen, die vom Organismus erzeugt werden (übermäßig) und der Menge an aufgenommenen Antioxidantien (oft unzureichend). Die antioxidierenden Substanzen sind in der Lage, Oxidationsreaktionen (Entartung beim Kontakt mit Sauerstoff) zu neutralisieren, die der Ursprung eines jeden Alterungsprozesses sind.

Dagegen stellt sich jedoch ein normaler und wirksamer körperlicher Entgiftungsprozess als anstrengend und unzureichend heraus, wenn sich im mesenchymatischen Gewebe eine übermäßige Ansammlung saurer Schlacken bildet. Die Schlacken entstehen beim Stoffwechsel bestimmter Nahrungsmittel, insbesondere bei:

- allen Eiweißen tierischen Ursprungs (Fleisch, Fisch, Schalentiere [Krebse], Weichtiere [Muscheln und Schnecken], Eiern, Käse, Geflügel);
- ölhaltigen Früchten generell;
- Zucker;
- allen stärkehaltigen Nahrungsmitteln;
- Tee und Kaffee;
- Schokolade und
- Alkohol.

Diese Nahrungsmittel sollten in Maßen aufgenommen werden, und wenn, dann vor allem immer zusammen mit wichtigen, verwertbaren Nahrungsmitteln, um die mesenchymatische Flüssigkeit wieder auszugleichen: Gemüse (einschließlich Kartoffeln und Salate) und frische Früchte. Weiteres über die antioxidierenden Nahrungsmittel finden Sie in Kapitel 12, ab S. 189.

8

Notfall Fettleibigkeit

Von einer „Epidemie“ spricht sogar die Weltgesundheitsorganisation, die bekanntermaßen eher vorsichtig mit derart starken Ausdrücken umgeht. Aber die Fettleibigkeit ist eine wahre Plage, die zunächst intensiv in den Vereinigten Staaten auftrat und sich anschließend schnell auf einen großen Teil der industrialisierten Länder ausgebreitet hat. Sie greift inzwischen in gefährlichem Maße auch auf die Länder über, die gerade beginnen, sich zu entwickeln. Was den meisten Menschen entgeht, ist, dass die Fettsucht kein kleines oder nur ästhetisches Problem ist. Man stirbt daran, und das ist sehr häufig der Fall. Allein in den USA werden 400.000 Todesfälle aufgrund von Übergewicht gezählt. In Europa wird die Fettsucht nach Tabak als zweithäufigste Todesursache angesehen (dem *New England Journal of Medicine* zufolge würde sie geradewegs an erster Stelle vor Zigaretten stehen).
In den letzten Jahren haben sich die öffentlichen Gesundheitseinrichtungen und die europäischen Gipfel besonders mit den Ursachen und Wirkungen der Fettsucht und des Übergewichts beschäftigt, die auch die Gesellschaft viel Geld kosten. In Italien werden fast 23 Milliarden Euro jährlich für die Behandlung von Krankheiten ausgegeben, die mit Übergewicht in Zusammenhang stehen, z.B. für Herz-Kreislauf-Erkrankungen, Venenerkrankungen sowie verschiedene Arten von Krebs und Diabetes.
Aber obwohl die Wirkungen von Fettleibigkeit und ihre Ursachen (Bewegungsmangel, unausgewogene Ernährung und ein Überangebot an Kalorien, ein chaotischer Lebensstil, Hormonstörungen, genetische Veranlagungen) bekannt sind, ist es auf den europäischen Gesundheitsgipfeln nicht gelungen, eine Strategie zu finden, um der Bevölkerung den Ernst der Situation zu verdeutlichen. In Italien (dem Land, das sich so sehr mit gesunder mediterraner Ernährung brüstet) leiden 30 % der Bevölkerung an Übergewicht, wobei 9,5 % der Männer und 10 % der Frauen von Fettsucht betroffen sind, mit einer

Besorgnis erregenden Zunahme von Übergewicht (1 von 3) oder Dickleibigkeit (1 von 10) bei Kindern.

Die Fallen des modernen Lebensstiles

Wie schon gesagt können bei Übergewicht und Fettsucht verschiedenste gesundheitliche Faktoren (hormonelle, genetische) zugrunde liegen. Dennoch bleibt die Hauptursache eine schlechte Ernährung, die zum Großteil mit der Veränderung der Familien und ihrem Lebensstil zusammenhängt. In den vergangenen Generationen gab es in jeder Familie eine zentrale Figur, normalerweise die Mutter, die viel Zeit mit der Zubereitung von frischen und naturbelassenen Mahlzeiten zubrachte. Heutzutage hat keiner mehr die Möglichkeit, die Ernährung der Familie so zu organisieren. Die Häuser und Wohnungen werden zu Supermärkten, mit einem Kühlschrank und Regalen voller Dinge, die zum Verzehr fertig vorliegen. Insbesondere die Kinder bedienen sich selbst und zu jeder Tageszeit. Die Herausforderungen der heutigen Zeit beeinflussen auch die Nahrungszubereitung: man greift mehr und mehr auf bereits fertige oder teilweise fertige Nahrungsmittel zurück, die nie die Qualität und den Nährwert von den Nahrungsmitteln erreichen, die man selbst mit frischen und natürlichen Zutaten und direkter Kontrolle der enthaltenen Substanzen erreicht. Summa summarum sprechen wir viel und abwertend über Fast-Food, ohne uns darüber klar zu sein, dass wir es dennoch zu Hause haben und es unsere Gesundheit Tag für Tag unterminiert.
Es kommt noch hinzu, dass wir uns hauptsächlich mit dem Auto oder mit öffentlichen Verkehrmitteln fortbewegen: mit Ausnahme einiger Momente, die wir im Fitnesscenter oder in Sportkursen verbringen, verringert sich die Zeit, die wir der körperlichen Aktivität widmen, immer mehr. Folglich sind die zwei Hauptursachen von Übergewicht und Fettleibigkeit, die offensichtlich auch vor Kindern keinen Halt mehr machen: eine unausgewogene Ernährung und ein Mangel an angemessener körperlicher, sportlicher Betätigung.

Formgewicht (Wohlfühlgewicht) und Übergewicht

Wenn wir Begriffe wie Übergewicht und Fettsucht hören, denken wir an klassische „rundliche" Menschen. Das ist ein Vorurteil: es gibt verschiedene Arten von Fettsucht (das gleiche gilt für das Übergewicht), und viele Menschen sind davon betroffen, ohne sich dessen bewusst zu sein. Die Statistiken zeigen, dass nur 5 % der Menschen mit Übergewicht sich an einen Arzt wenden, um sich ihrem Problem zu stellen. Was die anderen betrifft, kann es sein, dass sie nichts tun, weil sie ihr Problem nicht kennen, oder dass sie sich einer vorgefertigten Diät unterziehen, die sie z.B. aus einer Zeitschrift ausschneiden. Außerdem bekommt derjenige, der einen Arzt aufsucht, nicht zwangsweise die passendsten Antworten und er wird in der Mehrzahl der Fälle mit Medikamenten behandelt. Die haben wiederum starke Nebenwirkungen und können letztendlich den Gesundheitszustand des Patienten verschlimmern. Andererseits sehen wir Menschen, insbesondere junge Frauen (aber nicht nur), die von ihrem Gewicht derart besessen sind, dass die Beschäftigung damit krankhafte Formen annimmt: Anorexie (Magersucht) oder Bulimie (Ess-Brech-Sucht). Es ist daher unerlässlich zu verstehen, was Fettsucht und Übergewicht bedeutet, und zu lernen, wie man sein „Formgewicht", das persönliche Wohlfühlgewicht, berechnet. Ich ziehe es vor, es „harmonisches" Gewicht zu nennen.
Vor allem sollten Sie wissen, dass das Gewicht, das wir auf der Waage ablesen, kein absoluter Wert ist. Es sagt für sich selbst nichts aus, auch wenn es mit seiner Körpergröße in Bezug gesetzt wird – wie diverse Berechnungstabellen vorschlagen. Diese Art Berechnungen kann nur einen entfernten Hinweis auf unseren Gesundheitszustand geben. Die Faktoren, die unser Gewicht beeinflussen, unterscheiden sich und sie müssen alle gemeinsam berücksichtigt werden, um das optimale Gewicht zu untersuchen. Unser genetisches Erbe spielt dabei eine fundamentale Rolle: von Geburt an bestimmt es die Struktur der Knochen, das heißt die zukünftige Entwicklung und das Gewicht dieses Menschen. Die genetischen Faktoren beeinflussen das Potenzial der Entwicklung unserer Muskelstruktur stark, da diese direkt durch die Wachstumshormone stimuliert wird, deren Bildung die Gene diktieren. Man sollte sich auch des Alters bewusst sein: mit zunehmendem Alter verringert sich die Fähigkeit der Verdauung, der Aufnahme von Nährstoffen und der Hormonproduktion. Hin und wieder wird das Gewicht über Hormontherapien beeinflusst. Das ist jedoch eine Möglichkeit, die mit größter Vorsicht anzugehen ist, um nicht andere physiologische Gleichgewichte durcheinander zu bringen und

sich schließlich weniger dick, aber auch weniger gesund wiederzufinden.

Neben den inneren Faktoren gibt es äußere, die unsere Körperform bestimmen. Unser Lebensstil, der häufig den Anforderungen der Arbeit unterworfen wird, drängt uns zu schnellen Mahlzeiten, die wenig ausgewogen sind und in Eile und Stress gegessen werden: ideale Bedingungen, um das Aufgenommene schlecht zu verdauen und Gewicht zuzulegen. Die emotionale Komponente des Menschen ist ebenso wichtig: Wie stark ist meine Willenskraft? Neige ich dazu, Frustrationen und psychische sowie körperliche Müdigkeit zu kompensieren, indem ich mehr esse, was ich nicht tun sollte, und Alkohol trinke? Bin ich in der Lage, mich regelmäßig körperlich zu betätigen oder bin ich ein wenig faul und unentschlossen?

Wenn wir uns entscheiden, Gewicht zu verlieren, ist es wichtig, alle diese Variablen zu untersuchen und einen Kompromiss zwischen ihnen und dem, was wir als Wohlfühlgewicht bzw. harmonisches Gewicht betrachten, zu suchen.

Der für uns ausschlaggebende Hinweis ist nicht der BMI (body mass index, Index der Körpermasse), das heißt das Verhältnis von Gewicht zum Quadrat der Körpergröße (Referenzwerte: < 18 Untergewicht, 18-25 Normalgewicht, 26-30 Übergewicht, > 30 Fettleibigkeit). Stattdessen erhalten wir den entscheidenden Hinweis aus dem Verhältnis der Prozentsätze von Körperfett und fettfreier Körpermasse, aus denen unser Organismus zusammengesetzt ist, und der Menge an vorhandenen Flüssigkeiten.

Wir können diese Werte durch eine Untersuchung mittels klinischer Impedanzmessung kennen lernen. Die Mittelwerte sind in Tabelle 3 aufgeführt.

Allgemein kann man sagen, dass eine gute physische Form eine magere Körpermasse von über 75 % bei Frauen und von 80 % bei Männern voraussetzt. Die echte Fettleibigkeit wird daher durch einen Überschuss an Fettmasse, nicht durch einen Gewichtsüberschuss bestimmt.

Nimmt man vor allem den Bezug zwischen Fettanteil und dem Anteil an fettfreier Körpermasse in unserem Körperinneren als Modellwert, wird unser harmonisches Gewicht genau dem entsprechen, das für uns zu erreichen ist, indem alle oben erwähnten Variablen berücksichtigt werden: das heißt, der Lebens- und Ernährungsstil, der Charakter und der emotionale Aspekt, die genetische Veranlagung und das hormonelle Gleichgewicht.

Tabelle 3:
Ideale Zusammensetzung der Körpermasse nach Alter

	Körperfett		**Fettfreie Körpermasse**		**Flüssigkeiten**	
Alter	Männer	Frauen	Männer	Frauen	Männer	Frauen
< 30	15-18 %	16-20 %	80-85 %	78-80 %	65 %	62 %
< 50	18-20 %	22-26 %	78-80 %	76-78 %	60 %	58 %
< 70	20-22 %	28-30 %	75-80 %	70-75 %	58 %	55 %

Beispiel 1: Ideales Gewicht
Nehmen wir z.B. eine Frau von 29 Jahren, die 1,68 m groß ist und 58 kg wiegt. Der BMI von 20 sagt uns, dass das Gewicht zwischen normalen Werten (18-25) liegt. Um allerdings ein genaueres und glaubwürdigeres Ergebnis zu erhalten ist es wichtig, die Menge an Körperfett und die fettfreie Körpermasse ad hoc mithilfe von Untersuchungen zu berechnen. Von dem Moment an, in dem das Körperfett der entsprechenden Person sich auf 17 % (Referenzwerte 16-20 %) und die fettfreie Körpermasse sich auf 83 % (Referenzwerte: 78-80 %) erhöht, können wir den Allgemeinzustand dieser Frau positiv bewerten. Die Untersuchung des Hydratationszustands, messbar durch geeignete Analysen, liefert uns auch wichtige Hinweise: Die Hydratation misst den Gesamtprozentsatz des im Körper vorhandenen Wassers, das man demzufolge in intrazelluläres Wasser, das zur Hydratisierung der Zellen notwendig ist, und extrazelluläres Wasser unterscheidet. Ein Überschuss an extrazellulärem Wasser weist auf Ablagerungen und Flüssigkeitsstagnation hin.
Bei der hier vorgestellten Frau lag der Wert des Gesamtwassers bei 42,3 %, er ist daher als gut einzustufen. Das intrazelluläre Wasser, mit 57,7 % des Gesamtwassers, und das extrazelluläre Wasser mit 42,3 % (Referenzwerte 43-50 %) weisen auf eine gute Gesamtwasserverteilung und so auf ein gutes Wassergleichgewicht hin, und letztendlich auf eine gute Hydratation.

Tabelle 4:
Wassergleichgewicht: normale Werte

Alter	Männer	Frauen
< 30	43-45 %	43-47 %
< 50	46-49 %	48-50 %
< 70	50-52 %	52-55 %

Beispiel 2: das Übergewicht

Nehmen wir eine Frau von 63 Jahren, die 1,65 m groß ist und 83 kg wiegt. Ihr BMI weist mit einem Wert von 30 auf ein Gewicht an der Grenze zur Fettleibigkeit hin. Schwer wiegender: der Prozentsatz des Körperfetts dieser Frau liegt bei 44,2 % (ihre Referenzwerte liegen bei maximal 28-30 %). Die Situation verschlimmert sich mit einem Prozentsatz an Gesamtwasser von nur 44,6 % (er sollte bei ungefähr 55 % liegen). Definitiv ist diese Frau nicht nur übergewichtig, sondern hat zu hohe Körperfettwerte und einen unzureichenden Hydratationsgrad. In diesem Fall ist es absolut notwendig, die Muskelmasse auf Kosten des Körperfetts zu erhöhen. Es muss daher eingegriffen werden, sei es in Form einer Ernährungsumstellung oder durch ein geeignetes Programm mit körperlichen Übungen.

Übergewicht und Toxine: zwei Seiten derselben Medaille

Im Laufe der bisherigen Ausführungen haben wir gesehen, inwieweit die Auswirkungen der Fettsucht und des Übergewichts ein weltweites Problem sind und an welchen Punkten dieses Problem meist verkannt wird. Wir haben gleichermaßen gesehen, was Übergewicht bedeutet, indem wir das Konzept des harmonischen Gewichts eingeführt haben, ein Gewicht, das wir erreichen müssen und können, um uns wohl zu fühlen. Aber das allein reicht nicht aus. Das Gewicht ist nur eine der Variablen, die das Wohlfühlen ausmachen, selbst wenn es wichtig ist. Unsere Fähigkeit, die Gifte aus unserem Körper zu entsorgen, ist äußerst entscheidend, da die Toxine und ein erhöhter Grad an anorganischer Vergiftung die Ursache aller Erkrankungen sind. Um das

Wohlbefinden und die Gesundheit wiederzuerlangen, ist es in erster Linie wichtig, sich von den Toxinen mit einem angepassten Entgiftungsprogramm zu befreien. Abzunehmen ohne sich zu entgiften ist dagegen die schlimmste Aggression, der man unseren Organismus aussetzen kann. Außerdem sind auch die genetischen Variablen zu berücksichtigen, die unser Gesundheitspotenzial direkt beeinflussen, ebenso unser Lebensstil, der oft in Widerspruch zu unseren wahren biologischen Rhythmen steht und zu Unwohlsein, Vergiftung und Übergewicht führen kann.

9

Ausgewogene Ernährung

Das Ökosystem des Darms[1]

Man sagt, dass das Darmökosystem unser zweites Gehirn ist. Legt man die Bilder dieser beiden Organe übereinander, sehen sie fast identisch aus. Das eine ist sicher, Gehirn und Darm kommunizieren kontinuierlich miteinander. Innerhalb von nur einer Viertelstunde ist unser Gehirn in der Lage, die Zusammensetzung eines Gerichts zu analysieren, das wir gerade zu uns nehmen. So sind die Menschen, die zu schnell essen oder die Angewohnheit haben, Essen in Fast-Food-Restaurants zu sich zu nehmen, insbesondere gestraft: in den vier oder fünf Minuten, die zum Essen aufgebracht werden, kann nicht der ganze Tellerinhalt vom Gehirn „registriert" werden. Es hat nicht ausreichend Zeit dazu, die für das Sättigungsgefühl verantwortliche Zone darüber zu informieren, dass die für den Organismus erforderliche Nahrungsmenge schon aufgenommen wurde. Wenn dieses Signal fehlt, überschreitet man die benötigte Nahrungsmenge und der Ernährungsüberschuss macht dick oder ruft Gesundheitsstörungen hervor.

In den industrialisierten Ländern neigen wir dazu, übermäßige Portionen zu essen, uns über die Qualität keine Gedanken zu machen und die Mengenverhältnisse zwischen den einzelnen Nahrungsmitteln nicht zu respektieren. Zum Beispiel sollte ein 21-jähriger junger Mann, der am Maximum seiner körperlichen Möglichkeiten und seiner alltäglichen Nahrungsbedürfnisse ist, nicht mehr als 90 g Saccharide (Kohlenhydrate, Zucker) pro Tag zu sich nehmen. Wenn er sein tägliches Limit überschreitet, setzt er eine automatische

[1] Wer das Thema des intestinalen Ökosystems vertiefen möchte, Professor Georges Mouton, Berater der von mir geleiteten Zentren, hat dazu eine „Bibel" geschrieben: *Écosystème intestinal et santé optimale. Resurgence – Médicines naturelles au quotidien,* Embourg 2004.

Insulinaktivität in Gang, die diese Zucker in einen Fettzuwachs umwandelt. Die Grenze von 90 g, oberhalb derer die Wirkung des Insulin ins Spiel kommt, betrifft mindestens 50 % der Bevölkerung. Für 25 % der Menschen kommt der Mechanismus der Umwandlung in Fett nicht in Gang, wenn Kohlenhydrate im Überschuss vorhanden sind: diese Menschen neigen dementsprechend nicht dazu, dick zu werden. Aber der Überschuss an Zuckern löst andere Erkrankungen aus, die mit Kristallisation verbunden sind, wie z.B. Arthrose oder Arthritis. Bei vielen anderen Menschen dagegen (25 % insgesamt) liegt die tägliche Grenze der zugelassenen Kohlenhydrate weitaus niedriger: kaum 50 g netto. Über diese Schwelle hinaus nimmt der Mensch rapide zu, im Allgemeinen in der Körperhälfte unterhalb der Taille, und zwar in dem Maße, in dem sein Organismus aus genetischen und/oder hormonellen Gründen nicht in der Lage ist, die Kohlenhydrate ausreichend zu assimilieren. Erinnern wir uns daran, dass die genannten Grenzen einen Menschen im Alter von 21 Jahren betreffen: je älter man wird, desto mehr verringert sich die Aufnahmefähigkeit von Kohlenhydraten bei jedem Menschen und, in Konsequenz daraus, vermindern sich ebenso die zugelassenen Grenzen!

Tabelle 5:
Die Kohlenhydrate

Nahrungsmittel tierischen Ursprungs	**Prozentsatz an Kohlenhydraten**	**Nahrungsmittel pflanzlichen Ursprungs**
	99,5	Raffinierter Zucker
	79,0	Geschälter Reis, Gerste (ganzes Korn)
	78,0	Maismehl
	77,0	Weichweizenmehl
	76,0	Nudeln (Teigwaren)
	75,0	Hartweizenmehl
	73,0	Datteln
	72,0	Zwieback

Nahrungsmittel tierischen Ursprungs	Prozentsatz an Kohlenhydraten	Nahrungsmittel pflanzlichen Ursprungs
	69,5	Dörrpflaumen
	69,0	Getrocknete Feigen
	61,5	Getrocknete Bohnen
	60,5	Trockenerbsen
	56,0	Linsen
	53,5	Weißbrot
	53,0	Trockene dicke Bohnen (Vicia faba)
	47,5	Vollkornbrot
	47,0	Kichererbsen
	42,0	Esskastanien
	22,5	Bananen
	22,0	Frische Bohnen
	20,5	Geröstete Erdnüsse, frische Feigen
	19,5	Mandeln
	17,0	Kartoffeln
	16,0	Weintrauben
	15,5	Frische Erbsen, Birnen
Ziegenkäse	15,0	
	14,5	Äpfel, Kirschen
	14,0	Haselnüsse
	12,5	Pflaumen, Aprikosen
	11,5	Frische dicke Bohnen

Nahrungsmittel tierischen Ursprungs	Prozentsatz an Kohlenhydraten	Nahrungsmittel pflanzlichen Ursprungs
	10,5	Orangen, Artischocken, Pampelmusen
	10,0	Mandarinen
	9,5	Pfirsiche
Ricotta	9,0	
Mozzarella	8,5	Rüben
Provolone-Käse	8,0	Möhren
	7,5	Grüne Bohnen (Brechbohnen)
Frischkäse	7,0	
	6,5	Wassermelone
	5,5	Auberginen, Kohl
	5,0	Fenchel
Vollmilch (Kuhmilch)	4,5	Tomaten, Paprika, Spinat
Kalbsleber, Greyerzer Käse (Gruyère)	4,0	Mangold, Brokkoli, Blumenkohl, Endiviensalat, Chicoree
Parmesan, Emmentaler	3,5	Zucchini
	2,5	Blattsalat
	2,0	Salatgurke

Was die Lipide (Fette) angeht, behaupte ich, dass man in diesem Zusammenhang vor allem über die Qualität sprechen muss. Man sollte absolut essenzielle Omega-3-Fette (hauptsächlich in Kaltwasser-Meeresfischen enthalten) und Omega-6-Fette (in einigen Getreidearten enthalten) bevorzugt aufnehmen, da sie dazu dienen, unser Gehirn zu ernähren. Aber Vorsicht: Das Verhältnis zwischen diesen beiden Arten von Fetten (1:3) sollte mittels Laboruntersuchungen kontrolliert werden, um Phänomene der Gehirnoxidation zu vermeiden wie auch die schweren neurovegetativen Erkrankungen, die sie mit sich bringen.

Tabelle 6:
Die Lipide

Nahrungsmittel tierischen Ursprungs	**Prozentsatz an Lipiden**	**Nahrungsmittel pflanzlichen Ursprungs**
	100,0	Keimöl, Olivenöl
Schmalz, Speck	99,5	
Butter	83,5	
	81,0	Margarine
Schinken	69,5	
	63,5	Getrocknete Walnüsse
	63,0	Haselnüsse
	57,5	Frische Walnüsse
	51,5	Süßmandeln
	50,0	Geröstete Erdnüsse
	48,0	Pinienkerne
Mascarpone	47,0	Rohe Erdnüsse
Schweinefleisch (fettiges Fleisch)	37,5	
Sahne	35,0	
Frische Schweinewurst	31,0	
Emmentaler, Ricotta	30,0	

Nahrungsmittel tierischen Ursprungs	Prozentsatz an Lipiden	Nahrungsmittel pflanzlichen Ursprungs
Tomme de Savoie	30,0	
Greyerzer (Gruyère), Provolone-Käse, Rindfleisch (fettiges Fleisch)	29,0	
Pecorino-Käse	28,0	
Tomme de brebis (Schafskäse)	27,5	
	25,5	Bitterer Kakao, gemahlen
Parmesan	25,0	Schwarze Oliven
Schweinefleisch (Fleisch mit mittlerem Fettgehalt)	22,0	
Mozzarella	16,0	
Thunfisch	15,0	Grüne Oliven
Kalb (fettes Fleisch)	14,5	
Makrele, Eier, ganzes Huhn	11,0	
Frischkäse	10,0	
Rindfleisch (mittelfettes Fleisch)	9,5	
Meeräsche, Schweinefleisch (Magerfleisch)	7,0	
Huhn (Keule)	6,5	
Meerbarbe	6,0	
Rinderkutteln, Rind (mageres Fleisch)	5,0	
Kalbsleber, Sardinen	4,5	
	4,0	Mais
Vollmilch (Kuh)	3,5	

Nahrungsmittel tierischen Ursprungs	Prozentsatz an Lipiden	Nahrungsmittel pflanzlichen Ursprungs
Zahnbrasse	3,5	
Forelle, mageres Kalb	3,0	Trockene Esskastanien, Hartweizen
Sardellen (Anchovis), Herzmuscheln	2,5	Trockene Feigen, Maismehl, Weichweizen
Muscheln	2,0	
Seezunge, Kalamares, Tintenfisch (Sepia), Wolfsbarsch, Steinbutt	1,5	Weizenmehl Typ 0
Dornhai, Krake, Huhn (Rumpf)	1,0	

Die Anmerkungen, die ich über die Proteine (Eiweiße) gemacht habe, entsprechen denen zu den Kohlenhydraten. Die täglichen Bedürfnisse steigen auf 45-50 g netto: das entspricht z.B. dem Wert von einem Steak mit 125 g Gewicht. Noch hinzu kommt, dass diese Grenze auch je nach Blutgruppenzugehörigkeit variiert (die Menschen mit Blutgruppe 0 vertragen tierische Eiweiße besser als andere, siehe Kapitel 15 ab S. 217). Wenn man zu viel tierische Eiweiße zu sich nimmt, begegnet man Vorgängen der intestinalen Verfaulung, es kann zur Bildung von Gas (wie das Methan), Cadaverin und Putreszin kommen, die alle den Organismus schwer vergiften und den Boden für degenerative Erkrankungen wie z.B. Krebs vorbereiten.

Tabelle 7:
Die Proteine

Nahrungsmittel tierischen Ursprungs	Prozentsatz an Proteinen	Nahrungsmittel pflanzlichen Ursprungs
Parmesan	35,5	
Greyerzer (Gruyère)	30,5	

Nahrungsmittel tierischen Ursprungs	**Prozentsatz an Proteinen**	**Nahrungsmittel pflanzlichen Ursprungs**
Milchpulver (halbfett)	29,0	
Pecorino, Emmentaler	28,5	
Tomme de brebis (Schafskäse)	27,5	
	27,0	Geschälte, getrocknete dicke Bohnen
Provolone-Käse	26,5	
	25,0	Getrocknete Linsen
	24,0	Nudeln (Teigwaren) aus Gluten
	23,5	Trockene Bohnen
Schweineleber	23,0	
Frischkäse	22,5	
Kaninchen, Pute	22,0	Getrocknete Kichererbsen
Thunfisch, ungesalzener gewässerter Klippfisch	21,5	
Huhn, Sardinen, Kalbsleber	21,0	
Fior di latte (mozzarellaähnlicher Weichkäse)	20,5	
Mozzarella, Lamm	20,0	
Gorgonzola, Rinderherz	19,5	
Rind und Kalb mit mittlerem Fettgehalt, junge Ziege, Huhn	19,0	
Schweinefleisch mit mittlerem Fettgehalt, Merlan (Wittling), Makrele, Sardellen	17,0	

Nahrungsmittel tierischen Ursprungs	Prozentsatz an Proteinen	Nahrungsmittel pflanzlichen Ursprungs
Zahnbrasse, Wolfsbarsch, Steinbutt	16,5	
Mortadella, Dornhai, Seezunge, Rinderkutteln, Schwein (Fleisch mit mittl. Fettgehalt)	16,0	
Meeräsche, Meerbarbe	15,5	
Forelle, frische Wurst	14,5	
Tintenfisch (Sepia)	14,0	
Hummer	13,5	Grüne Oliven
Hühnereier (Vollei)	13,0	Hartweizen, Haferflocken
Kalamares	12,5	Grissini, Weichweizen
Frischkäse	12,0	Vollkornweizenmehl
Muscheln	11,5	
Greyerzer-Creme	11,0	Weizenmehl Typ 00, Grießnudeln
Krake	10,5	Graupen, Gerstenmehl
Herzmuscheln	10,0	
Ricotta	9,5	
	9,0	Mais, Brot Typ I
	8,5	Reismehl
	8,0	Brot Typ 0
	7,5	Reismehl, Vollkornbrot
	7,0	Geschälter Reis
	6,5	Frische Bohnen
Kuhmilch	3,5	

Die Mikroflora des Darms

Ein anderes Gleichgewicht, das für unser Wohlbefinden ausschlaggebend ist und das direkt mit der Nahrung zusammenhängt, ist das der Mikroflora des Darms. Wenn aufgrund einer falschen Ernährung (zum Beispiel bei zuviel Zucker und Hefemissbrauch) das Mengenverhältnis zwischen den einzelnen Bakterienkolonien, die unseren Darm bevölkern, verändert wird, werden gefährliche, entzündliche Prozesse der Darmschleimhaut (Mukosa) in Gang gesetzt. Über letztere gelangen die Nährstoffe in die Zirkulation unseres Organismus; deshalb bedroht jede Veränderung der Bakterienkonzentration die Regenerationsfähigkeit aller Zellen. Die Darmschleimhaut hat auch die Funktion, die in den Nahrungsmitteln enthaltenen Substanzen, die für unseren Organismus schädlich sind, zurückzuhalten und deren Ausscheidung vorzubereiten. Wenn die Darmschleimhaut betroffen ist und ihre Barrierefunktion nicht weiter erfüllen kann, dringen diese schädlichen Substanzen in das Blut und vergiften Organe und Gewebe.
Allergien und Nahrungsmittelunverträglichkeiten, die durch überschießende Reaktionen des Immunsystems angesichts der in zahlreichen Nahrungsmitteln vorhandenen Allergene ausgelöst werden, sind auch die Folge von Ungleichgewichten des Darms. Die können sich, wie neuere Untersuchungen gezeigt haben, direkt auf das Immunsystem auswirken und seine Funktion stark gefährden. Um diese wiederherzustellen und unsere Gesundheit dauerhaft zu erhalten, muss man beim Darm selbst beginnen, eine richtige Ernährung übernehmen, dabei das Alter mit berücksichtigen und probiotische Bakterien und probiotische Nahrungsmittel mit einbeziehen.
Die folgenden Abschnitte werden insbesondere diejenigen Menschen interessieren, die ihre Kenntnisse über das empfindliche Darmökosystem und die Parameter, die auf dieses System einwirken, vertiefen möchten. Wer mag, kann sonst auch direkt zu Kapitel 10 übergehen.

Die Bakterien

Unser Darm beherbergt 500 verschiedene Bakterienarten, deren Gesamtgewicht sich ca. 2 kg nähert, was der Hälfte der ausgeschiedenen Stuhlmasse (Faeces) entspricht. Die Bakterienflora des Darms kann durch ihre Masse, ihre Funktionen und ihre Bedeutung in jeder Hinsicht wie ein Organ aufgefasst werden. Die Bakterien sind im ganzen Verdauungstrakt vorhanden, aber es ist der Dickdarm, der im Großen und Ganzen den wichtigsten Teil in sich birgt. Die Zusammensetzung der Mikroflora variiert je nach Alter eines Menschen: die eines Neugeborenen ist nicht dieselbe wie die eines Greises; außerdem gibt es einen Unterschied zwischen der Bakterienflora eines an der Brust gestillten Neugeborenen und der eines mit der Flasche ernährten Babys. Dieser Unterschied ist so markant, dass er als eine Art Identitätsausweis des Menschen angesehen werden kann. Die Mikroflora ist bei jedem Menschen einzigartig.

Die Hauptfunktionen der bakteriellen Mikroflora des Darms sind:

- die Synthese von essenziellen Mikronährstoffen (Vitamine der Gruppe B [B_2, B_8, B_9, B_{12}], Vitamin K, PABA);
- die Stabilisation des Darmökosystems (pH, Hydratation);
- Vollendung der enzymatischen Verdauung (Disaccharide, Proteasen, Glukosidasen, Zellulasen);
- die Produktion von Molekülen, die antibiotisch aktiv sind;
- die Kontrolle der Entwicklung von möglicherweise pathogenen Arten (Wettstreit zwischen den unterschiedlichen Bakterientypen);
- die Förderung des wichtigsten immunitären Stimulus des Organismus.

Es gibt zwei große Kategorien von Bakterien:

1. Bakterien, die Fäulnis auslösen, insbesondere *Escherichia*, *Bacteroides*, *Eubacterium*, *Clostridium* (das sind die Bakterien, die man in großen Zahlen bei Darmentzündungen findet).
2. Bakterien, die eine Fermentation bewirken, insbesondere: *Lactobacillus*, *Bifidus*.

Die beiden Prozesse müssen im Inneren des Darms ausgewogen sein. Ein Ungleichgewicht, das Fäulnis begünstigt (aufgrund der Absorption einer Übermenge an Fetten und Proteinen, aber auch an Nitraten, die in den Nahrungsmitteln enthalten sind), kann eine allergische und/oder entzündliche Reaktion auslösen, wohingegen eine übermäßige Fermentation (Gärung aufgrund einer übermäßigen Kohlenhydrataufnahme) die pathogene Entwicklung von *Candida* verursachen kann. Die Phänomene der Fäulnis und Gärung müssen infolgedessen nicht nur ausgeglichen, sondern auch auf niedrigem Niveau gehalten werden.

Das Ergebnis von drei verschiedenen Experimenten weist im Falle einer Einnahme von entzündungshemmenden Medikamenten auf eine Erhöhung der pathogenen Bakterienflora hin: darüber hinaus können die Medikamente umso mehr Nebenwirkungen erzeugen, je mehr die Bakterienflora aus dem Gleichgewicht geraten ist. Um dieses Phänomen zu vermeiden, ist es empfehlenswert probiotische Nahrungsmittel zu sich zu nehmen.

Symbiotische Mikroorganismen

Einige Bakterienarten (*Propionibacterium acnes*, *Staphylococcus saprophyticus*) setzen Peptide mit geringem Molekulargewicht frei, die immunmodulierend wirken. Eine mangelnde Bildung dieser Peptide hat eine Unterdrückung der Immunreaktion (Immundepression) zur Folge.

Untersuchungen über die Immundepression und die Wiederherstellung der immunitären Aktivität, die von der physiologischen Mikroflora abhängen, erlauben die Schlussfolgerung, dass die symbiotischen Mikroorganismen wie *Lactobacillus* essenziell für die optimale Funktion des Immunsystems beim Menschen sind.

Diese „kommensalischen Mikroorganismen" spielen eine Rolle bei der Stimulation der Darmschleimhautzellen, indem sie die Barriere intakt halten, die zur Homöostase beiträgt und zur Verteidigung gegen Angriffe durch äußere Agenzien. Sie tragen außerdem zur angeborenen zellulären Immunität bei, indem die Peptide mit bakterizider Wirkung in gewünschter Konzentration gehalten werden.

Verschiedene Studien und Forschungsarbeiten an Kindern haben die grundlegend wichtige Rolle der Bakterienflora für die richtige Reifung des Immunsystems verdeutlicht und gezeigt, dass die Ungleichgewichte in der Mikroflora der Ursprung von Allergieerscheinungen sind.

Die Zunahme von allergischen Beschwerden, die in den letzten Jahren zu beobachten war, erklärt sich durch unerwartet eingetretene Veränderungen auf Umweltebene, z.B. dadurch, dass wir in der westlichen Gesellschaft weniger Mikroben ausgesetzt sind und gekünstelte Nahrungsmittel zu uns nehmen (Hypothese über Allergien, die durch Hygiene bedingt sind).

Die Enzyme

Die Bakterienflora des Darms bildet zahlreiche Enzyme, die in der Lage sind, Steroidhormone zu verstoffwechseln, deren Aktivität sich am Anteil der Steroidmetabolite im Darm messen lässt.

Die Kapazität der Aufnahme von Phytoöstrogenen wird auch durch die Aktivität der Mikroflora beeinflusst: Bakterien der Gattung *Clostridium* produzieren in der Tat Enzyme, die in der Lage sind, glykosilierte Isoflavone zu spalten, insbesondere das Genistin und Daidzin in Genistein und Daidzein umzuwandeln. Nur in dieser Form können die Hormone dann von den Enterozyten (Darmzellen) aufgenommen werden.
Bei Frauen in der Menopause, die keinerlei Nutzen aus Behandlungen auf Basis von Phytoöstrogenen ziehen, ist es wichtig das Gleichgewicht der Darmflora zu kontrollieren.
Einige Bakterienarten produzieren auch Enzyme (Betaglukuronidasen, Betaglukosidasen, Arylsulfate, Azoreduktasen, Nitroreduktasen), die an der Entstehung von mutagenen Stoffwechselprodukten oder Genotoxinen beteiligt sind, die man im Koloninhalt findet.
Bakterien der Gattung *Bacteroides* zum Beispiel produzieren Enzyme (Glukuronidasen), die Glukuronsäure spalten, die von der Leber eingesetzt wird, um östrogen-nachahmende Pestizide zu neutralisieren. Einmal inaktiv in den Darm gelangt, werden diese toxischen Substanzen von Neuem freigesetzt und wieder in den Umlauf gebracht.
Bakterien der Gattung *Clostridium* und *Eubacterium* produzieren Enzyme (Azoreduktasen, Nitroreduktasen), die die azotierten und nitroaromatischen Bestandteile reduzieren, wobei sie mitogenische und potenzielle Kanzerogene erzeugen, die als aromatische Amine bezeichnet werden. Selbst die potenziell gesunden Nahrungsmittel können in Toxine umgewandelt werden, wenn die Bakterienflora zu Gunsten dieser Bakterienarten im Ungleichgewicht ist.
Die gleichen Bakteriengattungen produzieren auch Enzyme, die die primären Gallensäuren in sekundäre umwandeln, Substanzen, die potenziell kanzerogen sind, wie z.B. die Desoxycholsäure.
Das *Bifidobacterium* und der *Lactobacillus* (Bazillen bzw. Bakterien, die eine Fermentation begünstigen) produzieren dagegen Enzyme, die die konjugierten Gallensalze hydrolysieren (mit einer Emulgation und Verseifung der Fette). Das geschieht, indem die freien Aminosäuren (Taurin und Glycin) gebildet werden sowie eine nicht konjugierte Gallensäure, die die Emulsion, die Verdauung und die Absorption der Nahrungsfette reduziert.
Eine an Proteinen überreiche Ernährung oder Diät, die ein Ungleichgewicht der Darmflora zu Gunsten der Bakterienarten, die Fäulnis begünstigen, hervorruft, erhöht das Risiko für Krebs, Allergien und die Nichtaufnahme von Östrogenen. Aber eine Hyperfermentation des Darms aufgrund eines Über-

schusses an Kohlenhydraten verursacht ebenso Beschwerden, entweder eine schlechte Fettverdauung, Candidiasis (Candidamykose) und/oder eine Erhöhung der Darmpermeabilität (Durchlässigkeit der Darmwand).

Die Hefen

Bei ein und demselben Menschen kann man verschiedene *Candida*-Typen und andere Protozoen (Einzeller) finden. Wenn die Beschwerden trotz Behandlung rezidiv sind, das heißt immer wieder auftreten, ist es angesagt, den Ursachen dieser niedrigen Immunität auf den Grund zu gehen.

Die Mikroorganismen vom Typ *Candida* enthalten Enzyme, die dazu fähig sind, die Schleimhaut der Zotten des Darms zu beeinflussen, indem sie in das Innere der Enterozyten eintreten. Wenn die Immunreaktion sofort eintritt, werden Letztere blockiert. Wenn nicht, dringen sie frei ein und breiten sich im Organismus aus. Das Eindringen von Mikrotoxinen (für das eine starke Lust auf Zucker ein Symptom ist) verursacht eine große Müdigkeit, häufige Blasenentzündungen (aufgrund der Wanderung von Darm-Mikrotoxinen in Richtung Harnwege), Mykosen von Haut und Nägeln sowie Kopfschmerzen.

Die Darmschleimhaut

Die Darmschleimhaut hat eine Oberfläche von ungefähr 300 m^2. Die Wände des Dünndarms sind von Falten bedeckt, die wiederum Zotten bilden, deren Oberfläche von Enterozyten bedeckt ist. Die Enterozyte zeigt in dem Abschnitt, in dem sie mit dem Darminhalt in Kontakt steht, eine aus Mikrozotten bestehende „Bürsten"-Struktur, über die die Absorption der Nahrungsmoleküle stattfindet. Zwischen den Enterozyten befindet sich ein Mikrospalt, über den den absorbierbaren Molekülbruchstücken unter normalen Bedingungen die Passage gelingt. Diese Aufnahme von Rückständen wird parazellulär genannt, während man den primären Weg, bei dem die Membran direkt durchquert wird, als transzellulär bezeichnet.

Unter normalen Bedingungen können Nahrungsmoleküle passieren, die ausreichend aufgespalten sind, um absorbiert zu werden, während dieser Übergang für schlecht verdaute Makromoleküle aus der Nahrung, Toxine und Antigene behindert wird.

Die Enterozyten gewinnen ihre Nahrung nicht aus der Gefäßdurchblutung, die ihnen nur dazu dient, die Abfallprodukte zu eliminieren, sondern aus dem l-Glutamin (Aminosäure, die beim Abbau von Eiweißen entsteht), eine Substanz, die sie direkt aus dem Darminhalt absorbieren. Die Kolonzellen ernähren sich von Butyrat, einem Derivat, das entweder aus Aminosäuren oder Frukto-Oligo-Sacchariden von Pflanzenfasern entsteht.

10

Ernährungsregeln und Nahrungsmittelkategorien

Grundregeln

Schematisch können die in den vorangegangenen Kapiteln vorgestellten Regeln für eine richtige Ernährung folgendermaßen zusammengefasst werden:

- Reduzieren Sie radikal die Aufnahme von Nahrung, die tierische Eiweiße enthält (Fleisch, Käse, Eier). Sie können in einer einzelnen Mahlzeit im Laufe des Tages enthalten sein und sollten mit Nahrungsmitteln pflanzlichen Ursprungs abgewechselt werden, die einen hohen Eiweißanteil enthalten, wie Hülsenfrüchte (Leguminosen) und ölhaltige Früchte (z.B. Mandeln, Walnüsse). Beachten Sie die täglichen Mengen zugelassener Eiweiße, wie im vorausgegangenen Kapitel erwähnt. Erinnern Sie sich daran, dass die Mengen wortwörtlich „täglich" eingehalten werden sollten und nicht akkumulierbar sind. Die gleiche Regel gilt für Kohlenhydrate.
- Verringern Sie radikal tierische Fette. Kaltgepresstes Extra Vergine-Olivenöl ist zu bevorzugen und sollte roh angewandt werden (d.h. nicht zum Braten oder Kochen).
- Integrieren Sie Vollkorngetreide in die Ernährung (Vollkornreis, Haferflocken, Hirse, Grieß, Vollkornteigwaren etc.) anstatt raffiniertes Getreide (das von seinem Keim und seiner Kleie befreit wurde), das auch ärmer an Eiweißen und Mineralien ist.
- Entfernen Sie aus Ihrer Ernährung sorgfältig Produkte, die Konservierungsstoffe, Farbstoffe und Zusatzstoffe enthalten. Darüber hinaus ist es wichtig sich zu informieren, wie Nahrungsmittel mit natürlichen Methoden selbst hergestellt werden können.

- Essen Sie täglich Früchte und Gemüse der Saison roh. Wichtig ist, dass die Rohkost als Vorspeise gegessen wird, beim Frühstück genauso wie beim Abendessen; das gekochte Gemüse kann auch Beilage sein. Damit die Eigenschaften der Minerale und Vitamine nicht verloren gehen wird empfohlen, die Früchte und Gemüse mit etwas Bikarbonat zu waschen und sie erst kurz vor dem Verzehr klein zu schneiden.
- Essen Sie Früchte nicht am Ende der Mahlzeit, sondern am Anfang.
- Bevorzugen Sie statt raffiniertem Salz integrales, körniges Meersalz oder Ersatzprodukte. Gleichzeitig ist es gut, die schlechte Angewohnheit aufzugeben, den Geschmack des Essens mit einer übermäßigen oder zusätzlichen Salzgabe zu überdecken: das gibt Ihnen außerdem die Möglichkeit, den natürlichen Geschmack der Nahrungsmittel wieder zu entdecken.

Die Nahrungszubereitung

Ich habe im Folgenden einige Hinweise über die Zubereitungsmöglichkeiten von Speisen zusammengetragen. Dabei werden Nahrungsmittel so verarbeitet, dass die in ihnen enthaltenen Nährstoffe so weit wie möglich berücksichtigt werden, dass unser Verdauungsapparat geschützt wird und unserem Organismus all das, was er braucht, zur Verfügung gestellt wird. Gleichzeitig wird vermieden, ihn unnütz mit toxischen Substanzen zu bombardieren.

Das *Gemüse* sollte nach dem Waschen, im Gegensatz zu dem, was viele gewöhnlich tun, nicht zu lange in Wasser liegen bleiben, damit es nicht zu viele der enthaltenen wasserlöslichen Mineralien und Vitamine verlieren.
Beim Waschen ist es gut:

- in das Wasser einen Löffel Natriumbikarbonat zu geben, um schädliche chemische Substanzen freizusetzen;
- das Gemüse gut zu trocknen;
- es zu schälen, falls es nicht aus organischem Anbau stammt;
- bei der Reinigung von Möhren, Rettich und anderem Wurzelgemüse *ad hoc* die Gemüsebürste zu benutzen, um die Schale zu bewahren (natürlich nur, wenn sie mit natürlichen Methoden angebaut wurden).

Die *Früchte,* die man zu Tisch serviert, müssen immer reif sein. Für den Waschvorgang gelten die gleichen Regeln wie die für das Gemüse aufgezählten.

Fische sollten selbstverständlich frisch sein. Das Erste, was es zu untersuchen gilt, ist die Farbe der Kiemen im Inneren der Kiemenhöhle: sie sollten lebendig rot sein und nicht ins Bräunliche gehen. Das Auge sollte glänzen und nicht von einem Schleier überzogen sein. Bei frischen Fischen sind die Schuppen noch gut befestigt. Außerdem sollte die Hand, wenn man sie auf einen angeblich frischen Fisch legt, keinen Geruch annehmen.
Der Kochvorgang sollte nie zu lange dauern: sobald sich das Fleisch leicht ablösen lässt, wenn man mit einem Messer an der mittleren Hauptgräte entlang schneidet, sollte man den Kochvorgang unterbrechen.
Für *Fleisch* wäre es eine gute Regel, sich seiner Herkunft zu versichern. Wichtig ist, dass es nicht aus einer Aufzucht stammt, bei der Anabolika oder andere Medikamente eingesetzt werden. Diese verändern die Qualität und können schwere Auswirkungen auf die menschliche Gesundheit haben. Kennt man die Herkunft nicht, ist es besser, Organe wie z.B. Leber, Nieren und Herz nicht zu essen.
Schweinefleisch ist zu meiden, da es reich an Parasiten und Fett ist. Dem ist eher Kalb aus der Region, Lamm und weißes Fleisch vorzuziehen. Man sollte sich außerdem darüber klar sein, dass in den Fettanteilen des Schweins die größten Toxinmengen gespeichert sind. Ziehen Sie daher die mageren Stücke vor. Die Konservierung von Fleisch mit Salz (besonders bei den Schinken) erhöht die Toxizitätsrate.
Das Fleisch sollte nicht zu sehr durchgebraten bzw. gegart sein, stattdessen ist es besser, es ein wenig roh zu servieren. Wenn der Brat- bzw. Kochvorgang zu stark ist, ist das Fleisch schwer zu verdauen und löst Fäulnisprozesse im Darm aus.

Desserts sind überflüssig und sollten nie am Ende der Mahlzeit gegessen werden, sondern allenfalls einmal ab und an mit etwas Abstand von den Hauptmahlzeiten.

Die Zucker (Kohlenhydrate oder Saccharide)

Zucker gehören zu den Grundsubstanzen unserer Ernährung, vor denen im Zusammenhang mit einer Diät gewarnt wird. Sie werden mit dem Namen Saccharide (oder Kohlenhydrate) bezeichnet und man begegnet ihnen im Getreide (wie Weizen, Reis, Gerste, Hafer, Dinkel, Roggen, Hirse, Mais und Buchweizen), in Früchten und Gemüse, in Hülsenfrüchten, in stärkehaltigen Nahrungsmitteln (wie Esskastanien und Kartoffeln) und in ölhaltigen Früchten (wie den Mandeln, Walnüssen, Haselnüssen, Erdnüssen, Pinienkernen und Oliven).

Jene, die in diesen Lebensmitteln in unterschiedlicher Menge vorhanden sind, sind Mehrfachzucker, die dank der Verdauung in einfache Zucker umgewandelt werden: nach der Assimilation über den Dünndarm werden sie im Blut als notwendige Brennmaterialien für die Zellen und für den Stoffwechsel transportiert.

Die Saccharide sind daher eine unersetzliche Energiequelle für unseren Organismus. Es wäre völlig unvernünftig, sie aus unserer Ernährung zu verbannen und die Energiezufuhr mühevoll zu reduzieren (Kalorien), so wie viele in Mode geratene Diäten es vorschlagen.

Es ist allerdings hilfreich, sowohl die verschiedenen Zuckerarten, die es gibt, zu untersuchen, als auch zu wissen, wie unser Organismus sie nutzt, damit wir die Vorgänge im Körper verstehen und wissen, in welchen Mengen sie wirklich notwendig sind. Die Zucker werden im Körper als Reserven gespeichert, wenn sie nicht sofort benötigt werden: die Depots befinden sich in der Leber und im Muskelgewebe, von dort werden sie zurück gewonnen und eingesetzt, sobald der Körper sie braucht, z.B. während einer körperlichen oder geistigen Anstrengung.

Jeder Nahrungsaufnahme, die den Glykämiespiegel, das heißt den Zuckergehalt im Blut, ansteigen lässt, folgt die Sekretion eines Hormons aus der Bauchspeicheldrüse: das Insulin, das dazu dient, den Eintritt der Zucker aus dem Blut in die Zellen zu gestatten. Dagegen wird jedes Mal, wenn der Glykämiespiegel niedrig ist, die Leber mithilfe des Pankreatin gebeten, zuvor gespeicherten Zucker freizusetzen. Sinkt jedoch der Glykämiespiegel zu schnell, wird der Organismus von Unwohlsein ergriffen (Müdigkeit, Abfall des arteriellen Blutdrucks und andere Beschwerden).

Daraus wird deutlich, wie wichtig es ist, ständige, sprunghafte Änderungen des Glykämiespiegels zu vermeiden, damit der gefährliche Teufelskreis von Hyperglykämie (zu viel Zucker) und Hypoglykämie (plötzliches Absinken der Zuckermenge im Blut) nicht ausgelöst wird. Sprunghafte Änderungen des Glykämiespiegels verhindern insbesondere, dass die Zucker langsam vom Dünndarm assimiliert werden. Hyperglykämie wie auch Hypoglykämie setzen beide sowohl die Leber als auch die Bauchspeicheldrüse unter Stress und können mit der Zeit das Auftreten von Diabetes begünstigen.

Die „guten" und die „schlechten" Zucker

Die für die Gesundheit „guten" Zucker sind, wie wir im vorhergehenden Abschnitt sehen konnten, besonders diejenigen, die langsam absorbiert werden. Wir werden im Weiteren die Getreide unter die Lupe nehmen, die Hauptquelle von Sacchariden und dementsprechend der für den Organismus notwendigen Energie. Sehen wir zunächst, welches die für unseren Gaumen ach so verführerischen süßen Substanzen sind, die wir aufnehmen können – selbstverständlich in Maßen –, ohne unseren Organismus zu schädigen und den zuvor beschriebenen Hyper-Hypo-Glykämie-Teufelskreis in Gang zu setzen. Das sind:

- natürliche Zucker mit langsamer Absorption, wie der rohe Rohrzucker, Honig, Mehrfachzuckerextrakte aus Malz, Birke und Ahorn (die als Sirup angeboten werden);
- Zucker, die in chemisch unbehandelten Trockenfrüchten enthalten sind;
- Zucker, der in Früchten enthalten ist, die Fruktose (Fruchtzucker). Sie wird direkt aufgenommen, braucht aber kein Insulin, um assimiliert zu werden und ist daher keine Gefahr für den Organismus. Süße Früchte und Gemüse sind sogar unersetzlich, wie wir später sehen werden.

Eine gesonderte Betrachtung verdient der weiße raffinierte Zucker, den wir viel in unseren Haushalten nutzen, sei es zum Süßen von Getränken oder sei es beim Backen und der in vielen Lebensmitteln enthalten ist: er hat viele negative Auswirkungen auf unsere Gesundheit. Der weiße Zucker, der beim Raffinieren von Zuckerrohr und Rüben entsteht, ist die Saccharose. Sie setzt sich aus einem Molekül Glukose (Dextrose) und einem Molekül Fruktose zusammen. Die Glukose ist für unseren Organismus mit ihrer Eigenschaft als Energiequelle unersetzlich; die Fruktose (enthalten in Früchten, Gemüse und Honig) wird von unserem Organismus in Glukose umgewandelt.

Warum ist nun aber der weiße Zucker schädlich? Der Grund ist einfach: Fruktose und Glukose sind unschädlich, wenn sie getrennt voneinander aufgenommen werden; aber vereint in Form von Saccharose erreichen sie den Darm, um anschließend durch einen Hydrolysevorgang getrennt zu werden. Bevor dieser Hydrolysevorgang jedoch nicht vollendet ist, löst die Saccharose in den Eingeweiden eine Gärung aus. Die wiederum verursacht eine Darmentzündung, die unseren Organismus daran hindert, die notwendigen Minerale und Vitamine zu absorbieren (insbesondere die der B-Gruppe), was alle infrage kommenden Mangelerscheinungen mit sich bringen kann. Aber auch die Zahl anderer Schäden, die durch diese Substanz verursacht werden, ist groß. Der weiße Zucker ist das Ergebnis des Raffinierens, der Entfärbung und des Beifügens von Zusatzstoffen, die zwei für sich genommen „gute" Moleküle in eine tote Substanz verwandeln, ohne Nährstoffe, aber voller toxischer Rückstände und sehr gefährlich für unseren Körper.
Von den Beschwerden, die durch Saccharosemissbrauch verursacht werden, zählen wir hier die wichtigsten auf:

- Lebervergiftung (bei vielen Menschen führt Saccharose zu einer Erhöhung der Leber-Transaminasen);
- Fettleibigkeit, nicht nur aufgrund von erhöhter Kalorienzufuhr, sondern insbesondere weil sie das psychologisch-physiologische Sättigungsgefühl inhibiert und eine Art „künstlichen Hunger" mit sich bringt. Anstatt zu sättigen und zu nähren erhalten infolgedessen alle Nahrungsmittel, die Saccharose enthalten, auch wenn es in „versteckter" Form der Fall ist (wie bei angeblichen Fruchtsoßen, Eis, Konfitüre, Keksen, Desserts, Schokoladentafeln, Dosenfleisch, Wurstwaren und zahlreichen anderen Fertigprodukten), ein Hungergefühl aufrecht, das eine Überernährung fördert;
- Ängstlichkeit (klinische Tests zeigen, dass es möglich ist, den Einsatz von Beruhigungsmitteln bei ängstlichen Patienten deutlich zu verringern, wenn Saccharose weggelassen wird);
- führt zur Sucht (Saccharose schafft eine Abhängigkeit, im gleichen Maß wie andere Drogen);
- Zunahme der Diabetesfälle (wie es unter westlichen Völkern der Fall ist, die Saccharose stark missbrauchen);
- Verbrauch von Kalziumreserven, die der Körper verwendet, um den Zucker zu neutralisieren (und der den Knochen und Zähnen fehlt);

- Zahnbelag und infolgedessen Karies;
- Angriffe auf den Verdauungstrakt und die Darmflora, mit damit zusammenhängendem Auftreten von Entzündungen (wie Rhinitis, Zystitis, Sinusitis, Otitis etc.);
- Geringere Wirksamkeit der weißen Blutkörperchen im Kampf gegen Bakterien;
- Stress des Stoffwechsels aufgrund von ständigen Veränderungen des Glykämiespiegels, was auch zu Problemen des Nervensystems führen kann.

Es sollte nun jedem klar sein, dass die Wiederherstellung des Ernährungsgleichgewichts zwangsläufig nur über eine drastische Reduktion der täglichen Saccharoseaufnahme erfolgen kann. Das steht im Gegensatz zu Werbeslogans wie „Zucker ist Leben“ oder Affirmationen wie „das Gehirn braucht Zucker“. Wahr ist andererseits, dass wir „gute“ Zucker (wie Glukose) benötigen, ebenso die Amide, die in Getreide und Honig vorhanden sind, und die Fruktose im Gemüse, in den Früchten, selbst den Trockenfrüchten und im Honig.

Aber wir brauchen absolut keinen weißen Zucker, der für unseren Körper von keinerlei Nutzen ist, sondern nur große Probleme mit sich bringt.

Vollkorngetreide und Hülsenfrüchte: ein Gewinn bringendes Paar

Das Studium der Ernährungsgewohnheiten zeigt die vorherrschende Rolle, die zwei große Pflanzenfamilien seit Jahrtausenden und auf allen Kontinenten gespielt haben, obwohl sie von der modernen Ernährung stark vernachlässigt werden: die Getreide und die Hülsenfrüchte. Wissenschaftliche Arbeiten haben es ermöglicht, die Gründe dieser Kombination zu verstehen.

Die in Tabelle 8 aufgeführten Werte bestätigen die Bedeutung dieser Kopplung (Hülsenfrüchte und Getreide), die, werden sie während derselben Mahlzeit zusammen gegessen, essenzielle Aminosäuren liefern. (Die in den Hülsenfrüchten vorhandenen bilden zusammen mit denen im Getreide ein wahres „Pflanzen-Steak“.)

Die Stärke sichert eine gleichmäßige Energiezufuhr, dank der Fasern (die außerdem sehr nützlich sind für die Verstoffwechselung von Fetten und Zuckern, unverzichtbar für die Darmpassage und zur Vorbeugung von Darmtumoren) und der großen Vielfalt an Mineralien und lebenswichtigen katalytischen Elementen (verschiedene Spurenelemente und Vitamine, hauptsächlich der B-Gruppe).

So wirken Getreide und Hülsenfrüchte komplementär und führen, sofern sie intelligent miteinander kombiniert werden, dem Körper einen Großteil der notwendigen Nährstoffe zu.

Die Getreide

Tabelle 8 zeigt deutlich, dass Getreide kein Nahrungsmittel ist, das wirklich „vollständig" ist: außer einigen essenziellen Aminosäuren enthält es kein Vitamin C, und bis auf die Keimphasen ist sein Gehalt an Lipiden (Fetten) unzureichend.

Getreide muss dementsprechend mit anderen Nahrungsmitteln kombiniert werden, die Folgendes liefern:

- Essenzielle Aminosäuren und Lipide (aus Hülsenfrüchten, kaltgepresstem Öl aus erster Pressung und Milchprodukten während einer Mahlzeit; aus Eiern, Milchprodukten, Fisch und Fleisch im Laufe von anderen Mahlzeiten);
- Vitamine: rohes und gekochtes Gemüse im Laufe ein und derselben Mahlzeit, Früchte.

Tabelle 8:
Zusammenstellung von vollwertigem Getreide und Hülsenfrüchten

Zusammensetzung	**Vollwert-/Vollkorn-Getreide**	**Hülsenfrüchte**
Saccharide in g/100g	Mittelwert: 70 Von 60 (Hirse, Buchweizen) bis 70 (Mais) und 77 (Reis)	Mittelwert: 58 Von 50 (Kichererbsen) bis 55 (Linsen) und 60 (Bohnen) Soja: 35
Proteine in g/100g	Mittelwert: 11 Von 8 (Reis) bis 13 (Hafer, Hartweizen)	Mittelwert: 23 Von 18 (Kichererbsen) bis 25 (Azuki-Bohnen, Linsen) Soja: 35 (30-40 je nach Art) mit Zufuhr von allen essenziellen Aminosäuren

Zusammensetzung	**Vollwert-/Vollkorn-Getreide**	**Hülsenfrüchte**
Lipide – ungesättigte Fettsäuren in g/100g	Mittelwert: 2,6 Von 1 (Reis) bis 5 (Hafer) bis 10 für Weizenkeime	Mittelwert: 1,9 Von 0,6 (Azuki-Bohnen) bis 5 (Kichererbsen) Soja: 15-20
Mineralien und Spurenelemente	Im Mittelwert 1 % - die Zusammensetzung ist sehr variabel. Besonders Phosphor, Kalzium, Magnesium, Eisen wie auch Kupfer, Zink, Selen, Mangan (Hülsenfrüchte sind deutlich reicher an Mineralien und Spurenelementen als die Getreidesorten)	
Vitamine	Der Gruppe B (in der Schale konzentriert); E (im Keim konzentriert) und A; Vitamin C fehlt	Der Gruppe B (in der Hülse/Haut konzentriert); C (Linsen, dicke Bohnen), E (Soja, im Keim konzentriert)
Ballaststoffe in g/100g (in der Haut konzentriert)	Mittelwert: 10,5 Von 5 (Mais) bis 14 (Hafer) Unlösliche Fasern mit mechanischer Wirkung (Regelung der Darmpassage) und lösliche Fasern	Mittelwert: 17,5 Von 10 (Soja) bis 12 (Linsen) und 25 (Bohnen) Die Mehrzahl sind reich an löslichen Fasern mit günstiger Wirkung auf den Stoffwechsel von Zucker und Fetten

Das Kochen von Getreide

Getreidezubereitung auf orientalische Art (durch einen Vorgang, der die im Korn enthaltenen Nährstoffe wenig verändert):

- Körner oder Nudeln (Teigwaren) in viel Wasser waschen;
- Getreide in die 2- bis 3-fache Menge leicht gesalzenes Wasser geben; allein die Erfahrung erlaubt es, für jede Getreidesorte die Wassermenge exakt zu bestimmen, die notwendig ist, damit sie am Ende des Kochvorgangs vom Getreide fast vollständig absorbiert ist (aber nicht darüber hinaus);
- Mittlere Kochdauer:
    - o Nudeln (Teigwaren), Couscous, Quinoa: 6-15 min
    - o Bulgur und Pilpil: 15-20 min
    - o Buchweizen und Hirse: 20-25 min, Reis, Roggen: 45 min
    - o Dinkel, geschälte Gerste, Mais (Polenta): 45 min bis 1 h

Kochtipps

- langsam garendes Getreide (Reis, Dinkel, geschälte Gerste, Mais, Roggen): zu Beginn des Kochvorgangs in kaltes Wasser geben;
- schnell garendes Getreide (Nudeln, Bulgur, Pilpil, Couscous, Quinoa, Buchweizen, Hirse): in kochendes Wasser tauchen;
- wenn das Wasser zu brodeln beginnt, die Hitze bzw. Flamme herunterdrehen, Topf abdecken und bei geringer Hitze weiterkochen lassen;
- den Herd ausstellen sowie das Getreide halb gar ist. Lassen Sie es quellen, bis das ganze Wasser aufgesogen ist. Erst dann kosten.

Beobachtungen

- 100 g trockene Körner entsprechen, nachdem sie gekocht wurden, einer Menge von ca. 200 bis 250 g.
- Man kann Vollkorngetreide und Hülsenfrüchte auch im Dampf garen, nachdem sie eine Weile eingeweicht wurden.

Die Hülsenfrüchte

Der Eiweißreichtum von Hülsenfrüchten (der noch höher ist als bei tierischen Produkten) führt im proportionalen Vergleich mit Fleischprodukten zu einer geringeren Harnsäureproduktion. Rohe Hülsenfrüchte enthalten unverdauliche Substanzen (Saponine, Alkaloide etc.), die erst durch den Gärungs- und Keimungsvorgang umgewandelt oder durch das Einweichen der Samen in Wasser vor dem Kochen eliminiert werden.

Beim *Verzehr von Hülsenfrüchten* sollten daher bestimmte Regeln eingehalten werden (die empirisch ermittelt wurden, bevor die eigentlichen Laborwerte bekannt waren):

- Hülsenfrüchte in kleinen Mengen essen, regelmäßig, als Beilage zu Getreide (ungefähr ein Teil Hülsenfrüchte auf zwei Teile Vollkorngetreide);
- vor dem Kochen einweichen (mazerieren, fakultativ bei Linsen): Hülsenfrüchte in der doppelten Menge Wasser für eine Stunde (Suppenerbsen) oder länger (Bohnen, dicke Bohnen, Kichererbsen: am Vorabend) einweichen; das Wasser wegschütten;
- bei geringer Hitze kochen (Linsen 30 min bis 1 Stunde; 2-3 Stunden bei Kichererbsen, Bohnen und dicken Bohnen, je nach Sorte); durch eine längere Einweichzeit kann die Kochdauer jedoch verkürzt werden;
- erst und nur am Ende des Kochvorgangs salzen (sonst werden die Hülsenfrüchte hart);
- wenn möglich, suchen Sie sich kleinere „Samen" aus, sie sind schmackhafter und besser verdaulich;
- in einigen Fällen ist es gut, die Schale zu entfernen (dicke Bohnen, einige Bohnensorten) oder sie fermentieren zu lassen (gelber Soja);
- Hülsenfrüchte vorzugsweise im Winter essen; reduzieren Sie den Genuss und die Mengen bei einer sitzenden Tätigkeit oder in Zeiten eines empfindlichen Darms.

Menüvorschlag
Nun geben wir Ihnen einige Tipps, wie Sie ein einfaches Menü zusammen stellen:

- Rohkost, angemacht mit kaltgepresstem Oliven-, Sonnenblumen oder Walnussöl (aus erster Pressung), mit etwas Tamari vermischt oder mit milchsauer-vergorenem Gemüse oder Früchten oder einem süß-salzigen gemischten Salat;
- eine Getreidesorte (zur Wahl stehen: Dinkel, Bulgur, Couscous, Quinoa, Nudeln, Reis, Mais, Gerste, Buchweizen, Hirse), mit einer Beilage aus Hülsenfrüchten (nach Wahl: Linsen, Suppenerbsen, Azuki-Bohnen, getrocknete Bohnen, Kichererbsen, dicke Bohnen) oder bei milder Hitze gegartes Gemüse. Das Getreide und die Hülsenfrüchte können genauso wie die Rohkost gewürzt bzw. angemacht werden.

Hier sind einige Beispiele:

- Bulgur an Linsen und Zucchini;
- Reis, mit Tamari oder kaltgepresstem Olivenöl (erster Pressung) gewürzt und chinesischen Kürbis;
- Couscous an Kichererbsen, Möhren und Lauch;
- Buchweizen und Suppenerbsen an Pastinaken und Möhren;
- Hirse an Möhren, Azuki-Bohnen und Blumenkohl;
- Gerste und rote Bohnen an Rettich und weißen Zwiebeln.

Linsen lassen sich wunderbar mit allen Getreidesorten kombinieren.

Die Kombination von Getreide mit Hülsenfrüchten ergibt ein ideales Gericht, das warm oder kalt und gewürzt wie ein Taboulé (mit oder ohne Rohkost vorweg) gegessen werden kann. Man kann das Menü mit Quark oder Joghurt vervollständigen.

Mini-Glossar der Getreidesorten
Ausmahlung: Vorgang beim Mahlen und Aussieben des Mehls, bevor der ganze oder ein Teil der Kleie entfernt wird, die Kleie aus dem Verschnitt oder des Getreidekeims:

- Der Ausmahlungsgrad oder der Extraktionsgehalt weist auf den Prozentsatz des ganzen Korns hin, der im Mehl enthalten ist (es ist die Menge an Mehl, die aus 100 kg Körnern gewonnen wird);
- Der Ausmahlungsgrad eines Vollkornmehls liegt theoretisch bei 100 %. Tatsächlich wird ein Teil der Kleie, die den Darm reizt, entfernt und der Gehalt kann 90 % erreichen. Er liegt bei 90 bis 98 % für die Mehle, die als „vollwertig“ bzw. als vollkörnig bezeichnet werden, sozusagen hoch ausgemahlene Mehle;
- Das mittel ausgemahlene Mehl (zur Produktion von Graubrot) hat einen Ausmahlungsgrad von 80-85 % (es bleibt die Kleie aus dem Verschnitt und der Getreidekeim);
- Das Weißmehl, das aus dem Auszug des Getreidekeims stammt, hat einen Ausmahlungsgrad von 65-70 % (die Mehlblume, der feinste Anteil des Mehls entspricht dem Kern des Getreidekeims)

Bulgur: Korn, das nach Beginn der Keimung vorgekocht, getrocknet und zerstoßen wurde. Es ist nahrhaft, leicht zuzubereiten und sehr bekömmlich.

Flocken: Vollwertige und raffinierte Getreidekörner, unter Dampf gegart, plattgewalzt und getrocknet. Man serviert sie in Wasser aufgeweicht, in Milch, Joghurt oder Quark; man kann sie auch als Brei, Törtchen oder Kuchen verzehren.

Grieß: Sehr grob gemahlenes Getreidemehl (Mais: Polenta; Hartweizen: Couscous, Nudeln [Teigwaren], Breie, Kuchen). Couscous ist Hartweizengrieß, der angefeuchtet, durchgeknetet, in körnigen Zustand gebracht und anschließend getrocknet wird.

Kornschwingen, aufgebrochene und geschälte Körner: das Kornschwingen (Sieben, um die Spreu vom Korn zu trennen) löst die Spelzen des Korns; wenn sie zu stark haften, muss das Korn geschält oder aufgebrochen werden: das wird bei Hafer, Dinkel, Gerste, Buchweizen und Roggen durchgeführt. Bei den drei letztgenannten Getreidesorten verwendet man den Zusatz “halb-geschält“ oder „entspelzt“.

Mahlen der Getreidekörner:

- *Geschrotete Körner:* grobes Mahlen,
- *Mehle:* sie sind das Produkt eines unvollständigen Mahlens (Hafer, Rog-

gen). Ihre Eigenschaften und Nährwertqualitäten hängen sowohl vom Grad des Schrotens bzw. Zerkleinerns als auch vom Ausmahlungsgrad ab. Das Mahlen mit der Mühle ist der Zerkleinerung in metallischen Zylindern, die sich mit hoher Geschwindigkeit drehen, vorzuziehen, da es ermöglicht, alle Nährstoffe und Enzyme von den Randschichten des Korns freizusetzen und die Kleie auf eine extrem feine Korngröße zu mahlen („mikronisierte" Kleie, die sich trotz des Siebens im Mehl befindet), was beim Mahlen mit Zylindern nicht möglich ist. Die Mehle werden für die Herstellung von Brot, Teigwaren, Breien, Backwaren und als Bindemittel in der Küche eingesetzt.

Müsli: Gemisch aus Flocken von verschiedenen Getreidesorten; zu empfehlen ist vorzugsweise ein natürliches Müsli bzw. Flockengemisch, dem man während des Einweichens Trockenfrüchte (Dörrpflaumen, Rosinen) und ölhaltige Früchte oder entwässerte Früchte, die nicht sauer sind, hinzufügen kann.
Müsli ist ein traditionelles Nahrungsmittel aus den Schweizer Bergen, ideal für längere Wanderungen, da es leicht zu transportieren und zuzubereiten ist, es ist sehr energiereich und hält sich lange.

Pilpil: Vorgekochte Körner, die getrocknet und zermahlen werden. Im Unterschied zu Bulgur haben die Körner nicht gekeimt und sind daher weniger reich an essenziellen Nährstoffen. Das Beste ist ein Pilpil aus Weizen und Reis.

Raffinieren, Kleieherstellung und Bleichen: Das Raffinieren besteht in der Trennung des Perikarps und der braunen Aleuronschicht vom weißen Mehlkörper. Neben dem Vollkorngetreide (das alle seine Randschichten behält) unterscheidet man weiterhin Getreide, das nur den Keim und einen Teil seiner Randschichten behält, und das raffinierte Getreide, das sogar gebleicht (Reis) oder geschält (Gerste) wird und sehr arm an essenziellen Nährstoffen ist.
Die Nahrungsmittelindustrie setzt der Entartung der Ernährung noch etwas obendrauf, indem sie den raffinierten Landwirtschaftsprodukten Kleie, Vitamine und Mineralien beimengt, die ihnen zuvor entzogen wurden! So hat man ein „Kleie"-Brot, das mit Weißmehl hergestellt, dem jedoch Kleie hinzugefügt wurde, und industrielle Frühstückszubereitungen auf Basis von Getreideflocken, die mit Ballaststofffasern und essenziellen Nährstoffen angereichert werden.
Die durch Schälung vom Getreidekeim isolierte Kleie (durch geriffelte Zylinder, die sich mit hoher Geschwindigkeit drehen) verliert zahlreiche ihrer

Eigenschaften (aufgrund der Orientierung der Hemizellulosemoleküle, die durch die mechanischen Verfahren durcheinandergebracht werden), selbst wenn ihr „Vitamingehalt“ durch die Zugabe von Produkten aus chemischer Herstellung garantiert wird.
Das Beste, was man tun kann, ist, Vollkorngetreide oder Korn mit einem Teil der Randschichten zu essen oder schmackhaftes Müsli auf Basis von Vollkorngetreideflocken.

Die Wahl unter den Getreiden kann von der Jahreszeit abhängen. Es gibt Getreide mit „erfrischender“, „kühlender“ Wirkung (Gerste, Reis, Roggen), die man im Sommer oder wenn es einem zu heiß ist essen kann, und „wärmende“ Getreide (Hafer, Buchweizen), die im Winter zu essen sind oder wenn einem sehr kalt ist; Weizen und Hirse sollten besonders im Frühjahr gegessen werden, während das bei Mais, Quinoa und Reis für den Herbst gilt. Schauen wir uns die einzelnen Prinzipien an.

Buchweizen
Der „schwarze Weizen“ ist eine Polygonaceae (ein Knöterichgewächs und kein Gras) mit großen Blättern (reich an Rutin mit Vitamin P); er liefert Körner in Pyramidenform, die von einer harten Schale umhüllt sind und geschält werden müssen.
Buchweizen ist eine Pflanze mit schnellem Vegetationszyklus, aber geringem Ertrag. Sie ist genügsam, wächst auf armen Böden und ist widerstandsfähig gegen Kälte. In Mitteleuropa wird sie immer noch viel angebaut und war lange das Hauptgetreide in der Bretagne.
Es handelt sich um ein sehr nahrhaftes Getreide, eines der mineralienreichsten (insbesondere Magnesium). Der Buchweizen hat eine „wärmende“ Wirkung, er wird daher vorzugsweise im Winter gegessen (bei einer sitzenden Tätigkeit in Maßen).

Man isst ihn in Form von:

- geschälten Körnern (sie tragen auch den Namen Kacha und sind geröstet): in Wasser gekocht, garen sie sehr schnell;
- Mehl (Crêpes, Blinis und Galette [Buchweizenpfannkuchen], Nudeln);
- Keimlingen.

Dinkel

Triticum speltum: der Vorfahre des Weizens, eine widerstandsfähige Pflanze und leicht anzubauen (sie passt sich an kalte Klimata und arme Böden an und kann daher in Bergregionen angebaut werden). Das ist ein schmackhaftes Getreide, von einem Nährwert, der dem des Weichweizens entspricht. Dinkel ist sehr verdauungsfreundlich, die Körner können, sind sie einmal aufgebrochen, wie Reis gekocht werden. Es gibt verschiedene Varianten: vorzugsweise sind die weichsten Sorten zu wählen. Der Dinkel wird in folgenden Formen gegessen:

- Körner (zwei Stunden vor dem Kochen einweichen);
- Suppe (schlagen Sie die gekochten Körner auf, um eine sämige Suppe bzw. Eintopf zu erhalten);
- Brot: sehr schmackhafte Mischung mit Weichweizen (und eventuell Roggen).

Gerste

Die Gerste ist eines der ersten vom Menschen angebauten Getreide. Gerste passt sich an große Klimaveränderungen und unterschiedlichste Böden an. Obwohl es nahrhaft und energiereich ist, ist es ein „erfrischendes" Getreide, was sich besonders für den Sommer eignet. Man isst es in Form von:

- geschälten Körnern (die so gegessen werden wie sie sind, oder in einer Suppe);
- Keimlingen,
  - o die so gegessen werden, wie sie sind;
  - o denen das Mehl nach der Trocknung entzogen wird: das Malzmehl erleichtert die Verdauung von Zuckern (nützlich für die ersten Breie von Neugeborenen und bei Verdauungsstörungen, die durch Kuhmilch auslöst werden);
  - o in Form von Bier (Malz + Hopfen + Wasser).

Hafer

Getreide der kalten und feuchten Klimata, sehr nahrhaft und energiereich: von allem Getreide enthält Hafer die meisten Lipide (7 %). Er ist reich an Eiweißen, hat einen hohen Gehalt an Mineralien und B-Vitaminen. Es ist ein Getreide, das „wärmt" und wird daher im Winter empfohlen.
Hafer wird konsumiert in Form von:

- Flocken: Müsli, Suppen, Breie (Porridge) und Kuchen;
- Mehl: Suppen, Breie, Fladenbrot; in kleinen Mengen in Broten;
- Keime.

Hirse

Dieses Getreide, reich an Mineralstoffen (Silizium, Magnesium, Mangan, Fluor), Vitaminen (A-, B-Gruppe) und an Proteinen, wurde früher in Europa häufig gegessen. Schmackhaft und leicht zu kochen eignet es sich für Menschen mit sitzenden Tätigkeiten. Die Hirse ist eines der seltenen alkalischen (basischen) Getreide, die unseren pH nicht ansäuern und daher leicht verdaulich. Sie enthält kein Gluten und löst weder Allergien noch Nahrungsunverträglichkeiten aus. Ihre Proteine sind von höherer Qualität als die von Weizen, Reis und Mais. Sie ersetzt daher vorteilhaft die Mehrzahl aller Getreide.

Man isst Hirse in Form von:

- geschälten Körnern;
- Flocken.

Kamut

Das ist ein alter Vorfahre des Hartweizens. Er ist reich an Aminosäuren, Spurenelementen, Vitaminen, Mineralien und ungesättigten Fettsäuren. Sein Gluten verursacht weniger Beschwerden als das des normalen Weizens; daher ist er für eine hypoallergene Diät geeignet. Er wird zur Entgiftung und Blutreinigung empfohlen, aber auch bei Arthritis, Anämie, Hypoglykämie und Diabetes, Magenbeschwerden und Hauterkrankungen.

Mais

Mais war vor der europäischen Kolonialisierung die Nahrungsgrundlage aller Völker auf dem gesamten amerikanischen Kontinent. Der heutige Mais ist das Ergebnis zahlreicher Auswahlverfahren, die seinen Eiweißgehalt (Tryptophanmangel) und auch seinen Vitamingehalt (PP-Vitaminmangel) verringert haben. Wenn möglich essen Sie vorzugsweise die rustikalen lokalen Sorten aus Norditalien, Savoien und dem Südosten Frankreichs. Mais ist das für den Gaumen süßeste Getreide, denn abgesehen von Stärke ist es reich an Einfachzuckern. Dagegen ist er relativ arm an Fasern, was erklärt, dass sein Glykämieindex der höchste aller Getreidearten ist.

Man isst ihn in Form von:

- frischen Ähren bzw. Maiskolben (in Wasser oder im Backofen gegart);
- Flocken;
- Grieß: Polenta (regelmäßig beim Kochen umrühren);
- Brei aus geröstetem Maisgrieß;
- Mehl:
  - o Tortillas (Fladenbrote)
  - o Crêpes.

Quinoa
Quinoa wird auch „Inkareis" oder „kleiner Reis" genannt, eine Chenopodiaceae, ein Gänsefußgewächs (aus der gleichen Familie wie die Rübe, der Mangold und der Spinat). Es wurde als Getreide bis zur Epoche der Inka genutzt und auf den Hochplateaus der Andenkordilleren angebaut, in Regionen über 3000 m Höhe.
Die Samen sind von geringer Größe (vergleichbar mit denen der Hirse), für ein Getreide sehr reich an Eiweißen (aber glutenarm) und an Mineralsalzen (insbesondere Eisen). Schmackhaft wie es ist, kann es warm oder kalt (wenn es zuvor gekocht wurde), salzig oder „süß-salzig" gegessen werden.
Die Samen können in eine Suppe gegeben oder als warmes Hauptgericht (mit Hülsenfrüchten oder überbackenem Gemüse), kaltes Hauptgericht (als Taboulé) oder als Dessert (Flan, Kuchen, Pudding, Kekse) serviert werden.

Reis
Reis ist zwar das Grundnahrungsmittel in Asien, wird aber auf allen Kontinenten angepflanzt und gegessen.
Es ist ein fruchtbares Getreide: eine Reisähre liefert zweimal mehr Samen als eine Weizenähre. Reis ist reich an Stärke, seine Protein-Zusammensetzung ist gut ausgewogen (es enthält sogar im Gegensatz zu anderen Getreiden, Lysin), ebenso die an Vitaminen und Mineralien (es liefert Silizium, das die Kalziumbindung erleichtert, Phosphor und Magnesium).
Da er leicht zu assimilieren ist, eignet sich Reis für Menschen mit sitzender Tätigkeit, in Konvaleszenzphasen, für Menschen, die sich einer Monodiätkur unterziehen und auch für Schwerarbeiter (die schwer arbeitenden, emsigen Völker in Fernost können das bezeugen).
Nach der Behandlung der Samenschale unterscheidet man:

- Paddyreis (rohen ungeschälten Reis, nicht korngeschwungen);
- Vollkorn- oder geschälten Reis;
- Weißen raffinierten Reis (und sogar gewaschenen und gebleichten).

Je nach Art (es gibt davon fast dreitausend Arten), Form und Geschmack des Reiskorns unterscheidet man wiederum:

- Langkornreis mit pikantem Geschmack;
- Rundkornreis, milder;
- glutenhaltigen Reis mit kleinen Samen (sehr mild und klebrig beim Kochen – daher auch „klebriger Reis“ genannt –, schmackhaft, insbesondere für „süß-salzige“ Rezepte und Desserts geeignet);
- Basmatireis: der „Prinz“ unter den Reissorten, kommt ursprünglich aus Indien; die Körner sind lang, sie verjüngen sich an den Enden, sie sind besonders reich an Aroma, Geschmack und Nährstoffen.

Man isst Reis in Form von:

- Körnern, die sich für zahlreiche süße und salzige Speisen eignen;
- Pilpil;
- Flocken;
- Mehl.

Roggen
Als kälteresistentes Getreide wird der Roggen in Mitteleuropa und in den Bergregionen sehr viel angebaut. Er ist weniger reich an Eiweißen als andere Getreide, aber hat ein gut ausgewogenes Verhältnis an Vitaminen und ist reich an Mineralien. Er hat Kreislauf fördernde und mild abführende Eigenschaften. Roggen ist erfrischend und eignet sich gut für Menschen mit sitzenden Tätigkeiten.

Man isst ihn als:

- Brot (reiner Roggen oder gemischt mit Weizen, um das Aufgehen des Teigs zu erleichtern):
- Gewürzbrot;
- Flocken (Müsli, Suppe);

- gemahlenes Korn;
- Kwass (fermentiertes, gegorenes Getränk);
- Keimlinge.

Weizen

Es gibt zwei Varianten von gleicher Zusammensetzung, sie unterscheiden sich jedoch durch ihren Proteinaufbau und daher durch ihre physikalischen Eigenschaften: der Weichweizen wird in gemäßigt kalten Regionen angebaut und eignet sich für Brot und Backwaren; der Hartweizen, in gemäßigt warmen Regionen kultiviert, dient zur Herstellung von Grieß und Nudeln (Teigwaren). Weizen besitzt eine bemerkenswerte Nahrungsqualität, die aber dennoch nicht die von anderen Getreidesorten übertrifft; trotzdem hat Weizen die anderen Getreide in unserem Speiseplan fast alle ersetzt, sowohl aufgrund der großen Palette an kulinarischen Zubereitungsmöglichkeiten als auch durch seine besondere Eignung zur Brotherstellung: sein Glutengehalt ermöglicht ein gutes Aufgehen des Teiges.

Für diejenigen, die Gluten nicht vertragen, sind folgende Getreidesorten besser geeignet: Reis, Hirse, Buchweizen, Quinoa und Mais.

Man isst Weizen in Form von:

1. Weichweizen

- Körner (eine Nacht vor dem Kochen einweichen);
- gemahlene Körner (Fladenbrot);
- Weichweizenkeime (gekeimte Körner);
- Flocken (Müsli, Suppen);
- Mehle, mehr oder weniger durchgesiebt:
    - o Brot (Mehl, Hefe, Wasser, Salz);
    - o Brotderivate: Zwieback, Gewürzbrote;
    - o Brotteig (Pizza, salzige Kuchen);
    - o Teigwaren (Nudeln) und Kekse.

2. Hartweizen

- Bulgur;
- Pilpil;
- Vollkornteigwaren (Nudeln);

- Grieß:
  - o fertig zur Verwendung in Suppen, Breien, Kuchen;
  - o Couscous;
  - o Süßwaren;
- Seitan (Eiweißkonzentrat, das aus dem Weizenmehl gewonnen wird; wird in Wasser gekocht);
- Keimlingen;
- Flocken.

Wilder Reis (Zizania palustris)

Trotz seines Namens ist der „wilde Reis" kein Reis, aber ein vollwertiges Getreide, das aus den Teichen und ruhigen Gewässern Kanadas und der USA stammt. Es ist reich an pflanzlichen Eiweißen und frei von Gluten. Es enthält Mineralsalze und eine hohe Menge an Ballaststoffen.

Mini-Glossar der Hülsenfrüchte

Die Hülsenfrüchte sind Pflanzen mit trockenen, dehiszenten Spaltfrüchten; die Blüte wird zu einer Hülse, die sich im reifen Zustand mit zwei Klappen öffnet, von denen jede ähnliche Samen enthält, die alle an einer Linie anhaften. Jeder Same ist von einer Haut bedeckt, die sich, je nach Art, vor dem Verzehr ablöst oder abgelöst werden sollte, da sie ein Konzentrat aus unverdaulichen Substanzen enthält.

Es gibt fast 24 essbare Arten, die zu allen Zeiten in den verschiedenen kulinarischen Traditionen genutzt wurden. Selbst wenn es sich im botanischen Sinne um Hülsenfrüchte bzw. Leguminosen handelt, haben die grünen Bohnen (Brechbohnen) und die kleinen frischen Erbsen eine Zusammensetzung, die denen der Gemüse verwandt ist.

Bohnen

Bohnen sind *das* Grundnahrungsmittel auf dem amerikanischen Kontinent und wurden ebenso wie der Mais von den *Eroberern* in Europa eingeführt. Die schmackhaftesten und bekömmlichsten Sorten sind die mit kleinen Samen und dünner Schale.

Unter den Hülsenfrüchten hebt sich die Bohne durch ihren Faserreichtum (sie hält den Rekord mit 26 g von 100 g des Produkts) und durch die kulinarischen Möglichkeiten, die sie bietet, hervor.

Dennoch stellt diese Hülsenfrucht uns vor manches Problem, da sie Darmgase bildet: dieser Nachteil kann aber beachtlich verringert werden, z.B. durch ein vorhergehendes Einweichen der Samen in Wasser (mehr als zwölf Stunden), oder sogar ganz ausgemerzt durch die Auswahl der Sorten mit dünner Schale (die sich nach längerem Einweichen leicht ablösen, oder sich sogar beim Durchdrücken durch ein Sieb vom Rest des pürierten Samens trennen lässt).
Es gibt auf der Welt zahlreiche Hülsenfrüchte, die zu den Bohnen gehören und die man regelmäßig verzehren kann, insbesondere die Azuki-Bohnen und die Augenbohnen.
Die Azuki-Bohnen, kleine braun-rötliche Samen japanischen Ursprungs, ähneln den Linsen; sie sind schmackhaft, bekömmlich und nach Einweichen (fakultativ) leicht zu kochen.
Nicht weniger köstlich ist die Augenbohne (weißlich mit einem schwarzen Auge nah am Hilus). Sie wird in Frankreich angebaut, obwohl sie ursprünglich aus Afrika und Indien stammt. Einst, vor der Einführung der amerikanischen Bohne, bezeichnete der Begriff „Bohnen“ die dicken Bohnen und die Augenbohnen.
Man findet Bohnen in folgenden Formen:

- Frische Samen (30 min kochen ohne Einweichen);
- Trockene Samen (eine Stunde oder mehr kochen, nach vorausgehender zwölfstündiger Einweichzeit).

Bohnenkraut ist eine aromatische Gewürzpflanze, die sich am besten für das Kochen dieser Hülsenfrucht eignet.

Es gibt zahlreiche Rezepte um Bohnen anzurichten:

- Mit ganzen Samen:
    - o Warm: zusammen mit einem Getreide und einem Gemüse oder in der Suppe, im Eintopf oder überbacken;
    - o Kalt: als ideale Ergänzung für gemischte Salate;
- Als Püree:
    - o Warmes Püree zu einem gemischten vegetarischen Gericht, in der Pfanne gebräunt oder als Beignets (Krapfen, Pfannkuchen);
    - o Kaltes Püree als Brotaufstrich oder pflanzliche Pastete.

Für die pflanzliche Pastete werden gehackte aromatische Kräuter (Fenchel, Rosmarin, Koriander, Thymian etc.), grobes Salz und frischer Knoblauch (falls er vertragen wird), leicht gebräunte Zwiebeln, Haselnüsse oder Walnusskerne zusammen mit einem Mischpüree aus Hülsenfrüchten und Getreide verarbeitet. So eine pflanzliche Pastete hält sich im Kühlschrank mehrere Tage lang sehr gut und stellt qualitativ betrachtet eine echte vollwertige Mahlzeit dar, die schmackhaft und sofort zu verwenden ist.

Dicke Bohnen (Saubohnen, Vicia faba)
Sie sind reich an Kumarin mit Vitamin P-Aktivität, das den venösen Kreislauf schützt. In großen Mengen gegessen können dicke Bohnen Beschwerden bei der Blutgerinnung (Favismus, Bohnenkrankheit) bei dazu veranlagten Menschen auslösen (Träger einer enzymatischen Anomalie), von denen es aber nur wenige gibt.

Man isst sie als:

- Frische Samen (ohne Schale): schmackhaft und sehr bekömmlich; sie können roh (traditionell mit Olivenöl und einer Prise Salz angemacht) oder gekocht (30 min ohne Einweichen) gegessen werden;
- Trockene Samen (ohne Schale): sie erfordern eine Einweichzeit von einer Nacht und müssen 2-3-mal aufgekocht werden; man isst sie ganz, aber auch in der Suppe und als Püree.

Erbsen
Getrocknete Erbsen werden in Europa oft gegessen. Man zerstößt sie und bricht sie auf, um sie von ihrer dicken Schale zu befreien. So geschält sind die Erbsen leicht zu kochen und zu verdauen. Das Einweichen ist fakultativ (freiwillig, nicht obligatorisch).

Man isst sie als:

- Frische Samen;
- Keimlinge;
- Getrocknete, zerstoßene Samen, die in köstlichen, sämigen Suppen oder als Püree gegessen werden (eine Stunde kochen ohne Einweichen; 30 min kochen nach Einweichen).

Grüner Soja (oder Mungobohne)
Es handelt sich hier um eine Bohnensorte mit grünen Samen – und nicht um eine Sojasorte, trotz ihres Namens –, die für die Herstellung von Sojasprossen genutzt wird. Diese Sprossen (Keimlinge) sind reich an Vitaminen und Spurenelementen, sie können frisch im Salat mit anderen Rohkostarten gegessen werden. Die Samen können gekocht und eingelegt gegessen werden, wie andere Bohnenarten auch.

Kichererbsen
Traditionelle Hülsenfrüchte aus dem Mittelmeerraum. Sie werden oft zusammen mit Couscous serviert, passen aber auch zu allen anderen Getreidearten. Nachdem sie eine Nacht lang eingeweicht und mindestens zwei Stunden gekocht wurden, sind sie sehr bekömmlich. Nach Soja ist das die lipidreichste Hülsenfrucht (5 %).

Man isst sie als:

- Keimlinge;
- Ganzer Same: Püree, Suppen, Pfannkuchen;
- Mehl: Brei, Frittierteig oder als Panade um Beignets (Krapfen), die auf dem Herd ausgebacken werden.

Luzerne
Das ist eine Futterpflanze, die als Keime bzw. als Sprossen verzehrt wird: wenn der Keimling 3-4 cm lang ist (was eine Ausnahme ist), ist er sehr vitaminreich. Luzerne wird wie alle anderen rohen Gemüse als Salat zubereitet.

Linsen
Sehr nahrhaft und wohlschmeckend. Wie gewisse Azuki-Bohnen und insbesondere Soja erzielen Linsen den Rekordgehalt an Protein: 25 %. Sie sind insbesondere reich an Eisen und Vitaminen der B-Gruppe.
Linsen unterscheiden sich von anderen Hülsenfrüchten dadurch, dass sie leicht zuzubereiten und sehr bekömmlich (dünne Schale) sind. Sie werden in Europa, im Mittleren Osten und in Indien sehr geschätzt, wo sie, zusammen mit Reis, das Nationalgericht darstellen. Das Einweichen ist nicht bindend, aber es ermöglicht eine Verkürzung der Kochzeit um mindestens eine Stunde. Eine der besten Sorten ist die „Grüne

Du Puy-Linse“ (aus der Auvergne).
Es gibt unzählige andere Spielarten (Varietäten) an grünen Linsen, aber auch braun-rötliche und rosafarbene (die Linse „Koralle“, geschält und schnell zu kochen).

Man isst sie in Form von:

- Keimlingen bzw. Sprossen (aus ihnen kann man schmackhafte Salate herstellen);
- ungeschälten gekochten Samen, die in Suppe oder Eintopf gegessen werden;
- geschälten und zerstoßenen Samen (20 min kochen ohne Einweichen).

Soja
Das ist die Haupthülsenfrucht in Südostasien, dort bildet sie zusammen mit Reis die Grundnahrung. Die Sojabohne wurde erst kürzlich in Europa eingeführt, wo sie insbesondere als Viehfutter eingesetzt wird. Ihre Nährqualitäten sind bemerkenswert: Soja ist eines der seltenen Nahrungsmittel, die wirklich vollwertig sind. Es ist in der Lage, alle Nährstoffe zu liefern; es enthält 40-50 % an Eiweißen (mit allen essenziellen Aminosäuren) und 15-20 % an Lipiden, die reich an ungesättigten Fettsäuren und an Lezithin sind.
Es gibt davon fast 2000 Spielarten, von denen die meisten unverdaulich sind, wenn sie nur einfach gekocht werden. Es gibt sie in Form von Erbsen oder kleinen Bohnen. Die nützlichsten Arten sind die mit kleinen runden Samen, von gelber Farbe (die gängigste Sorte), braun-rötlich, grün oder schwarz.
Soja passt zu zahlreichen traditionellen orientalischen Rezepten mit hohem Nährwert, die besonders leicht umzusetzen sind.
Man isst sie in Form von:

- ganzen Samen (drei Stunden kochen nach einem Tag Einweichen): von Natur aus sind sie selten bekömmlich; sie werden eher für die Herstellung von Tempeh aus geschältem Soja (durch mechanische Verarbeitung oder nach Mazeration) genutzt;
- traditionellen Zubereitungen:
  - o Milch oder Sojafiltrat: die Samen werden 24 h lang eingelegt, danach zu einer Art Creme verarbeitet, die in Wasser gegeben wird, das zum Sieden gebracht und anschließend gefiltert wird (der Rest kann als

Viehfutter oder als Dünger genutzt werden). Die so gewonnene Milch (sie sieht ganz danach aus) ist sehr bekömmlich und bewahrt ihre Qualität als vollwertige Nahrung;

- Sojakäse (Dickmilch) oder Tofu (Bohnenquark): Milch aus eingedicktem Soja, dekantiert und abgetropft. In diesem Fall wird die Dickmilch mit Meersalz hergestellt: mit Nigari; der Tofu wird fermentiert, aber hat Zeit, sich auf diesen letzten Vorgang vorzubereiten. Er ist reich an essenziellen Aminosäuren und ungesättigten Lipiden (Lezithinen), aber frei von Cholesterin und kalorienarm. Er lässt sich in Wasser getaucht konservieren und im Kühlschrank aufbewahren. Man isst ihn, nachdem er gekocht wurde (in der Pfanne oder Kasserolle, zusammen mit Gemüsen), als Beilage zu Getreide und Gemüse, in einer Suppe oder über einen Salat zerbröselt;
- Fermentierte Sojasoßen: Tamari und Shoyu. Die zwei Soßen werden durch Fermentation (im Laufe von zwei bis drei Jahren) aus gekochten Sojasamen (Tamari) oder einer Mischung aus Soja und Weizen (Shoyu) in gesalzenem Wasser hergestellt. Reich an Eiweiß und Vitamin B sind sie ausgezeichnete Würzmittel für Rohkost, Getreide und Salate (mit Olivenöl verdünnt). Sie sollten aufgrund ihres Salzgehalts jedoch in Maßen verzehrt werden;
- Paste aus fermentiertem Soja: Miso. Dieses Produkt entsteht beim Fermentationsvorgang (der einige Monate dauert) von gesalzenem, gekochtem oder gemahlenem Soja und Reis (oder Gerste). Es handelt sich um eine Paste, die deutlich dunkler ist als Tofu. Sie wird als Würzmittel für Getreide und Gemüse genutzt oder in die Suppe gegeben;
- Püree aus fermentiertem Soja: Tempeh, gekochtes Soja, püriert, mithilfe eines Pilzes 24 Stunden lang fermentiert. Tempeh lässt sich zuhause selbst zubereiten. Es ist sehr reich an essenziellen Aminosäuren, die direkt assimiliert werden können, und an B-Vitaminen. Ideal als Beilage von Rohkost und Getreide.

Brot

Brot war früher eine der Hauptsäulen der Ernährung; die Bedeutung, die es heute hat, hat eher symbolischen Charakter. Während sich in der Vergangenheit zahlreiche Generationen mit Brot ernährt haben, das in eine Suppe aus

Gemüse oder Hülsenfrüchten (Bohnen, dicke Bohnen oder Linsen) getunkt wurde, ist das Brot in unserer Zeit zu einer einfachen Ergänzung geworden. Es hat den Stellenwert eines zweitrangigen Nahrungsmittels, auf das man industriell raffinierte Ersatznahrungsmittel streichen oder legen kann. Zum Beispiel haben die Franzosen ihren Brotkonsum in einem Jahrhundert um den Faktor 3,5 reduziert (219 kg im Jahr 1880, 1979 dagegen 63 kg/Jahr).

Das Brot, früher vollwertig und mit natürlicher Hefe gebacken, wird heute mit künstlicher Hefe fabriziert. Es handelt sich daher um ein raffiniertes Produkt. Wird einerseits sein Gehalt an Eiweißen, Ballaststoffen, Mineralien und Vitaminen deutlich verringert, erhält man infolgedessen andererseits ein Nahrungsmittel, das hauptsächlich aus Stärke besteht, das sich mangels Fasern wie ein Zucker verhält und schnell absorbiert wird (Zunahme des Glykämieindex bei Brot).

100 g Weißbrot liefern 50-60 g Kohlenhydrate (Stärke), ungefähr 7 g an Proteinen und weniger als 1 g Lipide, bei einem Glykämieindex von 70 (sogar mehr als in einem Kastenbrot).

Wir wissen, dass ein Glykämieindex über 60 viel Insulin erfordert, das dazu neigt die kalorischen Folgen zu multiplizieren und eine Gewichtszunahme zu begünstigen.

Das Grau- oder Mischbrot (mittel ausgemahlen) und das Vollkornbrot (hoch ausgemahlen) besitzen einen Glykämieindex um die 50: der Stärkeanteil, den sie enthalten, ist um 10-20 % zugunsten der Eiweiße reduziert (durchschnittlich mehr als 10 %) und hat dreimal mehr Ballaststoffe: 6-8 g im Gegensatz zu 2-3 g im Weißbrot. Die Proteinzufuhr ist auf qualitativer Ebene höher, dank verschiedener Aminosäuren in der Frucht- und Samenschale des Korns (das Gluten des Mehlkörpers ist quantitativ und hinsichtlich seiner Eigenschaften für die Brotzubereitung ausschlaggebend, aber hinsichtlich des Nährwerts von geringem Interesse).

Der relativ hohe Nährwert bei nicht raffiniertem Brot ist sehr wichtig aufgrund seines Gehalts an Enzymen, Vitaminen (30 % für Vitamin A, das mit der Zufuhr von ungesättigten Fettsäuren des Weizens zusammenhängt; 80 % für B-Vitamine) und Mineralstoffen (2- bis 7-mal mehr im Vergleich zu dem Extraktionsgehalt: die Proteinschicht in der Schale des Korns ist reich an Magnesium, Kalzium, Eisen, Phosphor, Zink, Kupfer, Mangan und Selen).

Wenn der Weizen aus intensiver Landwirtschaft stammt, enthält er Rückstände von Pestiziden, auch wenn er als volles Korn oder „mit Kleie“ verwendet wird: denn in den Randschichten konzentrieren sich die Stoffe der chemischen Behandlung.

Zudem werden zur Herstellung von speziellen Broten, Kastenbroten, Hefegebäck (Brioche), Zwieback und Toastbrot Hilfsmittel (Fette und raffinierte Zucker, die den Kaloriengehalt und den Glykämieindex erhöhen) und Zusatzstoffe (Konservierungsmittel, Antioxidantien, Emulgatoren, Stabilisatoren) eingesetzt.

Die Lipide

Auf der schwarzen Liste der für unsere Gesundheit schädlichen Substanzen und Feinde der „Linie" werden oft „Fette" aufgeführt, ohne weitere genauere Angaben. Wie oft haben wir schon jemanden sagen hören, dass wir, um abzunehmen und Herz und Arterien zu schützen, die „Fette weglassen" müssen und dass dies mithilfe von magischen Pillen, die deren Assimilation verhindern, möglich ist?!
Die Lipide (oder Fette) machen einen bedeutenden Teil unserer Ernährung aus und können von der täglichen Ernährung nicht völlig ausgeschlossen werden. Sie liefern Energie (fast 9 kcal/g) und essenzielle Fettsäuren, sie begünstigen die Aufnahme der Vitamine A, D, E, und K. Sowohl ihre Quantität als auch ihre Qualität sind entscheidend. Die Lipide pflanzlichen oder tierischen Ursprungs werden durch die Verdauung in Fettsäuren umgewandelt, im Dünndarm assimiliert und in das Blut eingeschleust, über das sie unsere Zellen erreichen. Der nicht benötigte Teil dieser Fettsäuren wird im adipösen Gewebe (Fettgewebe) gespeichert.
Es ist jedoch grundlegend wichtig, zwischen Fetten tierischen Ursprungs und Fetten pflanzlichen Ursprungs zu unterscheiden. Die ersten, in Fleisch, Eiern, Milch und Milchprodukten enthalten, sind reich an Cholesterin und begünstigen die Bildung von Ablagerungen an den arteriellen Gefäßwänden. Das hat verheerende Folgen für unsere Gesundheit: degenerative Erkrankungen, Herz-Kreislauf-Erkrankungen, Tumore... Zusammengefasst sind das sozusagen alles Erkrankungen, die im Westen für viele Todesfälle verantwortlich sind. Eine Gruppe tierischer Fette, die in Fischen enthalten sind, besonders in denen aus kalten Meeren, sollte man davon allerdings ausnehmen. Bei ihnen handelt es sich um mehrfach ungesättigte Fettsäuren, genauer gesagt essenzielle Omega-3-Fettsäuren (siehe Tabelle 9). Unser Körper kann diese Fettsäuren nicht selbst herstellen, sondern muss sie aus Nahrungsmitteln, die wir aufnehmen, synthetisieren. Sie sind – wie wir später sehen werden – von grundlegender Bedeutung für unsere Ernährung, insbesondere für die optimale Funktion und die Verlangsamung des Alterungsprozesses unseres Gehirns.

Die Fette pflanzlichen Ursprungs sind dagegen überwiegend ungesättigte Fette, die, in Maßen oder insbesondere roh gegessen, nicht zu Gesundheitsbeschwerden führen. Damit die Öle, die wir zum Anmachen unserer Gerichte nutzen, wirklich vorteilhaft für unsere Gesundheit sind, müssen sie als Kaltauszüge von Früchten oder Samen gewonnen werden und sollten weder behandelt noch mit industriellen chemischen Substanzen wie z.B. Konservierungsmitteln, Farbstoffen und Stabilisatoren vermischt werden.

Tabelle 9:
Essenzielle Omega-3-Fette in Fischen

Fischart	Menge an Omega 3 in 100 g
Lachs	1,8
Sardellen	1,7
Sardinen	1,4
Hering	1,2
Makrele	1,0
Forelle	1,0
Schwertfisch	0,7
Weißer Thunfisch	0,7
Austern	0,5
Seezunge, Rotzunge	0,4
Jakobsmuscheln	0,3
Venus-, Herzmuscheln	0,4
Garnelen	0,1
Kabeljau	0,1

Es gibt Öl und Öl

Die häufig in der Küche verwendeten Öle und Fette erfüllen folgende Funktionen:

- Würzmittel;
- Energiezufuhr;
- Zufuhr von essenziellen Fettsäuren;
- Zufuhr von fettlöslichen Vitaminen (z.B. Vitamin E).

Man sollte sie auf jeden Fall mit viel Sorgfalt auswählen. Zum Beispiel sind die pflanzlichen Öle am Besten dazu geeignet, unsere Gesundheit zu erhalten und/oder sie wieder zu erlangen, insbesondere die Öle aus der ersten Kaltpressung. Ich empfehle ganz besonders Oliven-, Walnuss-, Sonnenblumen- und Weizenkeimöl. Distelöl und Extrakte aus Traubenkernen (die zu hart sind, um kaltgepresst zu werden) sind dagegen weniger empfehlenswert als die zuvor genannten. Im Laufe der industriellen Herstellung werden die Öle und Fette oft hydriert, um die verschiedenen Zubereitungsformen zu erhalten. Das Hydrieren ist ein Vorgang, bei dem die Öle und Fette zunächst auf hohe Temperaturen gebracht werden, danach werden sie abgekühlt, nochmals erhitzt und anschließend emulgiert, chemisch stabilisiert, entfärbt und dann künstlich neu gefärbt... So viele Behandlungen, die sie weder gesund noch bekömmlich machen. Die Margarinesorten sind zum Beispiel größtenteils hydriert. Butter ist dagegen für eine Diät aus anderen Gründen nicht empfehlenswert: sie ist arm an essenziellen Fettsäuren, das heißt an Fetten, die für unseren Organismus nützlich sind, und sie ist reich an Cholesterin. Das Gleiche lässt sich über Schmalz und Speck sagen: selbst wenn ihr Gehalt an mehrfach ungesättigten Fetten dank neuer Aufzuchtmethoden inzwischen verbessert wurde, fließen sie vor Cholesterin nur so über. Ihr Verzehr sollte daher äußerst eingeschränkt erfolgen.
Wenn es nun wie gesagt weder möglich noch empfehlenswert ist, Öle und Fette aus unserer Ernährung auszuschließen, so ist es auf jeden Fall grundlegend wichtig, die hydrierten Fette gründlichst zu vermeiden und stattdessen pflanzliche Produkte aus erster Kaltpressung zu wählen. Die sollten insbesondere roh bzw. nicht beim Kochen oder Braten verwendet werden. Denn trotz der markanten Unterschiede zwischen dem einen und dem anderen Öl werden beim Kochen bzw. Braten bei jedem Fett dessen Moleküle aufgebrochen

und dadurch toxische Substanzen freigesetzt, von denen viele Krebs erregend sind.

Die Proteine (Eiweiße)

Auch bei den Proteinen ist es wichtig, eine ähnliche Unterscheidung zu treffen, wie wir sie bei den Fetten vorgenommen haben. Es gibt auch hier tierische Eiweiße, die in Fleisch, Milchprodukten, Eiern, Fischen und Meeresfrüchten enthalten sind, und die pflanzlichen Eiweiße, die in Gemüse, Hülsenfrüchten, Getreide, Samen, Soja, Pilzen und ölhaltigen Früchten und stärkehaltigen Nahrungsmitteln vorkommen. Eiweiße bestehen aus Aminosäuren, die wie die Perlen einer Halskette miteinander verbunden sind. Bevor sie assimiliert werden, werden sie im Dünndarm aufgespalten, um dann in das Blut transportiert zu werden und so die Zellen zu erreichen. Dort werden sie für den Aufbau von zellulären Eiweißen und folglich für die Bildung neuer Zellen benötigt.
Die gesündeste Ernährung ist die, bei der sich alles ausreichend abwechselt, die unserem Organismus in erster Linie Eiweiße pflanzlichen Ursprungs anbietet und im Gegensatz dazu die Aufnahme von tierischen Eiweißen begrenzt.

Das Fleisch

Auch wenn Fleisch ein ganz wesentlicher Bestandteil der menschlichen Ernährung ist, ist unsere Konstitution nicht für den regelmäßigen Fleischverzehr geeignet, worauf sowohl die spezielle Form unseres Gebisses als auch die Länge unseres Verdauungstraktes hinweisen. Darüber hinaus nimmt unsere Fähigkeit, Fleisch zu verdauen, mit dem Alter ab. Das kann verheerende Folgen für den Organismus haben, wenn man weiterhin darauf beharrt, Fleisch in großen Mengen zu verzehren. Auswirkungen sind z.B. Darmfäulnis, Entkalkung bzw. Kalkmangel, Krustenbildungen der Fette und azotierte Rückstände (sowohl in den Arterien als auch in den Gelenken), eine Erhöhung des arteriellen Blutdrucks und eine Steigerung des Herzschlags. Infolgedessen nimmt unsere körperliche Energie nach und nach ab.
Wichtig ist es außerdem die Tatsache zu berücksichtigen, dass momentan viel Fleisch mit erhöhtem Gehalt an synthetischen Hormonen verkauft wird, zu denen Antibiotika, Farbstoffe und Konservierungsmittel hinzu kommen und, nicht zu vergessen, die vom Vieh aufgenommenen Pestizide.

Daraus lässt sich leicht herleiten, dass eine im Wesentlichen fleischliche Ernährung das Tumorrisiko erhöht. Das geht so weit, dass ein Mensch, der nicht raucht, aber Fleisch isst, das Risiko nur um 50 % senkt. Das ist auch auf den hohen Prozentsatz an gesättigten Fetten, die im Fleisch vorliegen, zurückzuführen, insbesondere, wenn es gebraten wird. In allen Fällen ist es wichtig, dass die Mengen an tierischen Eiweißen, die in Kapitel 9 aufgeführt sind, nicht überschritten werden.

Käse

Es gibt verschiedene Käse: fett, mittelfett und mager. Diese Produkte, aus Vollmilch gewonnen, teilweise oder völlig entrahmt, werden durch Gerinnung auf Basis von Säure oder Labferment sowie durch Zusatz weiterer Fermente und Kochsalz gewonnen. Käse ist ein gutes Nahrungsmittel, wenn man weiß, wie man ihn auswählt, denn einige Käsesorten bzw. -produkte, wie z.B. Gorgonzola, können eine Darmfäulnis bewirken. Gleichermaßen kann man auch kaum sehr jungen oder zu sahnigen Käse empfehlen. Käsesorten wie Emmentaler, Parmesan, Mozzarella, Ricotta und Quark sind daher vorzuziehen.

Eier

Das Ei garantiert eine beträchtliche Zufuhr an Eisen, Kalzium, Vitaminen B_1, B_2, A, D und an Phospholipiden. Das Eiweiß enthält Proteine (Eiweiße) und eine geringe Menge an Lipiden. Ovalbumin (auch Ovoalbumin) ist das Haupteiweiß, dann gibt es Ovomucoide und drei unterschiedliche Globuline. Die Lipide des Eigelbs sind Triglyceride und Phospholipide, die zum Großteil aus Lezithin bestehen. Weiterhin ist wichtig zu wissen, dass zwei Eier 500 mg Cholesterin enthalten: man sollte daher sehr auf die Menge an Eiern achten, die in der eigenen Ernährung enthalten sind. Sieht man sich die einzelnen Bestandteile an, so fällt auf, dass das Ei, obwohl es reich an Cholesterin ist, Spuren von Lezithin enthält. Lezithin hat die Eigenschaft, den Cholesterinspiegel im Blut zu senken. Das Eiweiß ist voller Albumin: zuviel Eiweiß begünstigt einen Vitamin B-Mangel und löst als Folgewirkung Beschwerden wie Müdigkeit, Muskelschmerzen und Ekzeme aus.

Besser wäre es daher, nur das Eigelb zu essen, zum Beispiel als weich gekochtes Ei. Das Eigelb wird so im Magen viel schneller verdaut als bei Spiegeleiern oder hart gekochten Eiern (rohe Eier enthalten Avidin, eine Substanz, die das Vitamin Biotin bindet, sodass es im Magen-Darm-Trakt nicht mehr aufgenommen werden kann).

Man sollte außerdem die Tatsache mit berücksichtigen, dass die Proteine von Eiern komplementär zu denen des Getreides sind und fast vollständig vom Darm absorbiert werden.

Früchte und Rohkost

Gemüse und Rohkost verdienen einen deutlich privilegierten Platz in unserer Ernährung, da sie dem Organismus eine wichtige Zufuhr von Fasern bzw. Ballaststoffen garantieren. Die Fasern enthalten gewöhnlich nicht zu viele Kalorien, begünstigen und beschleunigen aber die peristaltische Funktion des Darms. Auf diese Weise sichert Rohkost bzw. rohes Gemüse eine gute Entgiftung, indem es schädliche Substanzen bindet, die sich im Laufe des Fermentationsprozesses im Darm entwickeln.
Gemüse, Rohkost und Früchte haben eine gute Sättigungswirkung; folglich rufen sie wegen ihrer Kalorienzufuhr eine mäßige, aber ausreichende Dehnung der Eingeweide hervor. Gleichzeitig transportieren sie in den Darm eine Nahrungsmasse, die schon gleichmäßig hydratisiert ist, in der Mineralien, Kohlenhydrate, Provitamine und Vitamine zu finden sind.
Vorzugsweise wird die Rohkost zu Beginn einer Mahlzeit verzehrt. Rohkost sollte einen entscheidenden Platz in unserer Ernährung einnehmen. Es handelt sich um lebende Nahrungsmittel, die reich an Enzymen, Vitaminen und biologisch aktiven Substanzen sind. Außerdem garantieren sie eine Zufuhr an nützlichen Bausteinen, ohne für das Verdauungssystem schädlich zu sein.
Früchte, die den Pankreas nicht zur Insulinabgabe zwingen, sind reich an Fruktose, ein Zucker, der ohne Insulinzufuhr sofort verstoffwechselt und direkt ins Blut transportiert wird. Da sie eine Sättigungswirkung haben und sofort zu verdauen sind, sollten die Früchte vorzugsweise vor den Mahlzeiten oder in großem Abstand zu ihnen verzehrt werden.
Sie enthalten in mäßigen Mengen organische Säuren, wie Zitronensäure, Weinsäure, Apfelsäure und einige andere. Unter den Aufgaben dieser Säuren spielt die Konservierung und die Sicherung eines säuerlichen Geschmacks eine Rolle. Sind sie einmal in den Organismus eingedrungen, werden die in den Früchten enthaltenen organischen Säuren umgewandelt: ein Teil wird zu einem Salz, der andere wird oxidiert. Sie senken den Säuregrad des Urins und erhöhen die Alkalität des Blutes; sie spielen eine wichtige Rolle bei der Regulierung des Säure-Basen-Haushalts und wirken beim Verdauungsprozess als Katalysatoren.

Salz und Gewürze

Seit einigen Jahren steht die Nahrungsaufnahme von Natrium im Zentrum intensiver Diskussionen. Dem Salz wird insbesondere vorgeworfen, arteriellen Bluthochdruck auszulösen und demzufolge für den Menschen gesundheitsgefährdend zu sein. Tatsächlich hat man bei Personen mit Bluthochdruck zeigen können, dass die drastische Reduzierung der Natriumchloridaufnahme ein wichtiger Schritt ist, um normale Blutdruckwerte wiederzugewinnen.
Allerdings ist Natrium eines der Makrobestandteile des menschlichen Organismus: bei einem Menschen mit 70 kg Gewicht beträgt der Natriumanteil ungefähr 100 g, von denen zwei Drittel in den extrazellulären Flüssigkeiten vorkommen. Um diese Verteilung aufrechtzuerhalten ist es jedoch nicht notwendig, zu den Nahrungsmitteln, die wir essen, Salz hinzuzufügen. In Wirklichkeit stillen diese von allein unser Bedürfnis nach Mineralsalzen. Zudem haben Natrium und andere Gewürze eine anregende Wirkung.
Das den Speisen zum Würzen oder Konservieren hinzugefügte Salz löst beachtliche Schäden aus:

- Zurückhalten von Wasser im Blut und daher:
  - Kreislaufüberlastung;
  - Bluthochdruck;
  - Herzerkrankungen;
  - Nierenerkrankungen;
- Zurückhalten von Wasser in den Zellen und daher:
  - Übergewicht;
  - Zellulite;
  - Veranlagung zu Allergien;
  - Veranlagung zu Infektionen.

In den ersten Tagen, die einer Salzabstinenz folgen, kann man eher unangenehme Empfindungen wahrnehmen, da dem Körper ein starkes Anregungsmittel fehlt. Allerdings sind bereits nach einer ganz kurzen Zeit, die der Organismus braucht, um sich vom Missbrauch dieser Substanz zu entgiften, die Vorteile zu spüren. Zu den erfreulichen und günstigen Empfindungen zählt das Gefühl von Leichtigkeit und zurückgewonnener Vitalität.
Im Allgemeinen sollte die Salzaufnahme eines Erwachsenen die tägliche Menge von 4-5 g nicht übersteigen.

Bei mit der Flasche ernährten Säuglingen wurde festgestellt, dass ihre Salzaufnahme größer ist als der tatsächliche Bedarf, was im fortgeschrittenen Alter bei entsprechend veranlagten Menschen Bluthochdruck auslösen kann. In der Regel ist zu beobachten, dass Säuglinge salzige und ungesalzene Nahrungsmittel gleichermaßen akzeptieren und dass die während der Kindheit angenommenen Nahrungsgewohnheiten Auswirkungen auf die weitere Entwicklung und Zukunft der Kleinen haben. Werden die Kinder an der Brust gestillt und von klein auf an wenig gesalzene Nahrungsmittel gewöhnt, kann man dazu beitragen, das zukünftige Risiko des Bluthochdrucks zu begrenzen.
Hat man sich an eine sehr schmackhafte Küche gewöhnt, ist es nicht leicht auf Salz zu verzichten, da uns die Nahrungsmittel und Speisen schlagartig fade und wenig verlockend erscheinen. Es gibt dennoch zahlreiche Möglichkeiten (gesündere als die Natriumzugabe), um der Nahrung einen guten Geschmack zu verleihen. Dazu gehören in erster Linie Gewürze, die mit ihrer Fülle an Aromen und Duftstoffen den Geschmack von gekochten Speisen, von Salaten und kalten Gerichten bereichern.

Zu den bekanntesten auf unserem Esstisch gehören:

- *Knollen und Wurzeln*: Ingwer, Knoblauch, Kurkuma, Zwiebeln;
- *Blätter*: Basilikum, Bohnenkraut, Dill, Estragon, Kerbel, Koriander, Lorbeer, Majoran, Oregano, Petersilie, Rosmarin, Salbei, Thymian;
- *Früchte*: Anis, Kardamom, Kümmel;
- *Samen*: Dill, Fenchel, Koriander, Muskat, Mohn, Sellerie, Senf, Sesam.

Letztendlich sind die besten Ersatzstoffe für Salz Gomasio und Sojasoße (Tamari). Der erste ist ein Pulver auf Basis von gerösteten Sesamsamen und einer kleinen Prise Meersalz. Tamari ist ein Sojaextrakt und zudem ideal zum Würzen von Brühen, Fleisch, Fisch und Gemüse. Es bringt außerdem alle günstigen Wirkstoffe des Soja in die tägliche Ernährung.

Kaffee und Muntermacher

Niacin ist eines der Bestandteile von Kaffee, das einen gewissen Wert hat. Es handelt sich nämlich um Vitamin B_3. Ansonsten muss man bei Kaffee, außer über die zur Konservierung verwendeten belastenden Fette, v.a. über

das Koffein sprechen. Es ist eines der Hauptmuntermacher, sodass wir davon nur einen mäßigen Gebrauch empfehlen, selbst wenn die Kaffeetoleranz von einem Menschen zum anderen variiert. Es muss jedoch betont werden, dass der entkoffeinierte Kaffee noch weniger empfehlenswert ist als der normale aufgrund der Öle, die zu seiner Herstellung verwandt werden.
Wir empfehlen daher Gersten-, Zicchorien- oder Feigenkaffee. Kaffees aus Getreide oder Wurzeln sind zudem ein ausgezeichnetes Erfrischungsgetränk.
Schwarzer Tee sollte auch nur in Maßen getrunken werden, da er Teein enthält, das sich im Laufe des Stoffwechsels in Koffein umwandelt. Grüner Tee ist daher aufgrund seiner Antioxidantien vorzuziehen, ebenso Kräutertees.
Ein Großteil der *kohlensäurehaltigen Getränke* enthalten Zucker und Stimulanzien; sie sollten daher aus der Ernährung ausgeschlossen werden.
Alkohol und *Tabak*, deren Gefahren allen ausreichend bekannt sind, sollten auch weggelassen werden, ebenso alle anderen Drogen. Die einzigen zulässigen Getränke sind Wein, von hoher Qualität und in sehr gemäßigten Mengen, aufgrund seiner antioxidierenden Eigenschaften, und einige Biersorten, die ebenfalls in Maßen getrunken werden sollten. Man sollte auf jeden Fall wissen, dass Bier Vitamin A zerstört.

Süßungsmittel

Einige Menschen leiden an einem Mangel an einer spezifischen Saccharase (Dünndarmenzym) und können daher keine Zucker verstoffwechseln. Dennoch betrifft das nur einen kleinen Prozentsatz der Bevölkerung; für alle anderen ist die Aufnahme von Zucker nur ein Problem, wenn er eine bestimmte Menge übersteigt. Saccharosemissbrauch bewirkt nämlich folgende Beschwerden:

- Elimination von Insulin; die Saccharose wird dann schnell aufgenommen;
- Hyperglykämie, Hyperlipidämie und Modifizierung des Lipidstoffwechsels (insbesondere im Fall der systematischen Aufnahme in großen Mengen);
- Hypoglykämie bei einigen Menschen, die der Phase der Hyperglykämie folgt; ein Grund weshalb sensible Menschen die Aufnahme von Süßigkeiten auf nüchternen Magen vermeiden sollten;

- Kariesbildung, insbesondere wenn die Zahnhygiene vernachlässigt wird.

Da der süße Geschmack eine starke Anziehung auf unsere Sinne ausübt, sind die Alternativen zum Zucker, die uns die Nahrungs- und Chemieindustrie anbietet, kaum der Mühe wert, näher betrachtet zu werden. Die wesentlichen industriellen und hypokalorischen Süßstoffe sind Acesulfam K und Aspartam, die für die Gesundheit akzeptabel sind. Weiterhin gibt es das Zyklamat, Thaumatin und Saccharin, die auch als akzeptabel angesehen werden. Schließlich gibt es noch das Neohesperidin-Dihydrocalcon und das Steviosid, bei denen die bislang vorliegenden Informationen nicht ausreichen, um eine gesicherte Beurteilung abzugeben. Allgemein kann man davon ausgehen, dass es immer besser ist zu versuchen, auf synthetische Stoffe zu verzichten und sich auf natürliche Produkte zurückzubesinnen. Zum Beispiel auf die Fruktose, die man in Früchten findet. Oder man gibt in den Kaffee oder Tee einen Teelöffel Honig, der den Geschmack mildert und versüßt und gleichzeitig unseren Organismus mit einer großen Zahl an wertvollen Substanzen versorgt. Honig sollte allerdings, da er auch ein sehr energiereiches Nahrungsmittel ist, im Rahmen von hypokalorischen Diäten nur in Maßen verwendet werden.

Die Vitalität der Lebensmittel

Bei der Wahl der angemessenen Lebensmittel sollte man ein äußerst wichtiges Element berücksichtigen, das fast immer bei der Diätlehre vernachlässigt wird: die „Lebensenergie". Letztere unterscheidet sich sehr von der Energie, die bei der Verbrennung der Nahrung und Materie entsteht und in Kalorien ausgedrückt wird. Energie und Kalorien sind keine Synonyme, wenn man dabei ist, die Nahrungsmittel zu beschreiben, die für unsere Gesundheit gut sind. Bei der Energie, von der wir hier sprechen, dreht es sich in Wirklichkeit um die photo-elektromagnetische Sonnenenergie, die von der Materie eingefangen und gespeichert wird. Anschließend wird sie unserem Körper von den Nahrungsmitteln in Form von chemischen Bindungen mit starkem Energiepotenzial, Vitaminen und Spurenelementen, die in biochemischen Reaktionen als Katalysatoren fungieren, wieder zur Verfügung gestellt. Diese „immaterielle" energetische Eigenschaft (im Gegensatz zu der „materiellen" Energie der Kalorien) ist in den Pflanzen mehr oder weniger enthalten, je nach ihrem Anbau und den bei ihrer Verarbeitung, Konservierung und

Umwandlung angewandten Prozessen. Zum Beispiel haben bei einer Pflanze, die für die Herstellung eines industriellen Nahrungsmittels verwendet wird, nicht nur die Umwandlungen während der eigentlichen Verarbeitung (Pasteurisierung, Raffinierung, lange dauerndes Garen), sondern auch die Veränderungen im Laufe der zuvor erfolgten intensiven Landwirtschaft einen negativen Effekt. Zudem ist die Frische der Nahrungsmittel ebenso entscheidend wie der Reifegrad der Pflanzen.
Die Vitalität von Nahrungsmitteln lässt sich dank eines Systems, das von dem Ingenieur André Simoneton entwickelt wurde, messen: es beruht auf der Wellenlänge, die von lebendem Gewebe abgestrahlt wird, die „Vitalstrahlung" (siehe Tabelle 10), die in Angström ausgedrückt wird (von 0 bis 10.000).
Gesunde Menschen strahlen normalerweise Wellenlängen von mindestens 6.200 bis 7.000 Angström aus, während im Falle einer Krankheit oder während einer fehlerhaften Diät nie 6.500 Angström überschritten werden.
Um sich vorteilhaft auf unsere Gesundheit auszuwirken, sollte die Nahrung, die wir aufnehmen, eine Vitalstrahlung haben, die mindestens der Strahlung eines Menschen entspricht. Je größer ihre Wellenlänge ist, desto gesünder sind die Nahrungsmittel, was die Zufuhr von Vitaminen und Spurenelementen als auch Ballaststoffen angeht. Letztere haben jedoch eine schwache Vitalstrahlung, die auch gleich null sein kann. Sie können Beschwerden auslösen, den Körper zu stark belasten und sie können, wenn sie übermäßig gegessen werden, die Ursache für Vergiftungen sein.

11

Oxidativer Stress

Wenn ich einmal inne halte und auf mein Leben zurückblicke, auf 65 auf dieser Erde verbrachte Jahre, sehe und höre ich die in meinem Gedächtnis eingeprägten Bilder, Klänge und Stimmen meiner Kindheit. Ich erlebe sie mit einer bunten Gefühlspalette wieder, insbesondere wenn ich mich an die Menschen erinnere, die nicht mehr unter uns sind. Für mich ist es eine große Freude, mir all das ins Gedächtnis zu rufen, was diese Menschen mir gegeben und vermittelt haben und was sie für mich waren: Liebe, Bildung und Vorbilder. Die Präsenteste von allen ist zweifellos immer meine Großmutter. Sie war schön, hatte ein schöne Ausstrahlung, eine natürliche Autorität, eine unendliche Hingabe für ihre Nächsten und einen strengen Blick, der aber voller Bewunderung für mich war, ihren ersten Enkelsohn. Trotz unserer Armut wollte sie für mich nur das Beste und sie war nicht bereit, sich mit etwas Geringerem abzufinden.

Ich habe sie geliebt und liebe sie immer noch sehr, mit einer Liebe voller Respekt und Achtung, auch weil wir dieselben existenziellen Vorstellungen über Ethik und Verhaltensmoral miteinander teilten. Eine Erbschaft, die ich immer noch mit mir trage. Ich achte immer noch darauf, dass ich sie nicht verrate.

Diese Dame mit großer Seele musste ihr ganzes Leben lang gegen Herzbeschwerden und Bluthochdruck kämpfen. Sie aß salzfrei und hat auf Alkohol und Fette verzichtet, sie war eine sehr religiöse Frau und hat sich immer um andere gekümmert. Sie hat das ihrige zur Lösung der Probleme der ganzen Familie getan; sie war die Erste, die morgens aufstand, und die Letzte, die abends schlafen ging.

Mein Großvater, Katalane und Chauvinist, richtete, kommandierte und gab mit seiner patriarchalischen Autorität Anordnungen von oben. Er beachtete

die Bemühungen seiner Gefährtin wenig, die für ihn selbstverständlich waren. Als großer Esser, Trinker und Raucher sah er in mir denjenigen, der seinen Platz in der Familie erben sollte, und er hat mir niemals vergeben, dass ich den Weg des Studierens gewählt habe. Er wollte, dass ich eine politische Persönlichkeit in unserer kleinen, ein paar hundert Einwohner zählenden Gemeinde werde. Obwohl er viel älter gewesen ist als meine Großmutter hat er sie beerdigt und einige Jahre überlebt, entgegen allen Regeln, nach denen im Durchschnitt die Frauen sehr viel länger leben als die Männer.
Ich habe erst viel später verstanden, dass der frühe Tod meiner Großmutter auf ihren Stress zurückzuführen war, und ich kann nicht verhindern, dass ich immer wieder an ihr Leben denke, während ich mich vorbereite, über oxidativen Stress zu schreiben.

Ursprung zahlreicher Pathologien

Krebs, frühzeitiges Altern, Alzheimer, Diabetes, Fettleibigkeit und Herz-Kreislauf-Beschwerden sind die Schreckensbilder in der modernen Zeit, einer Epoche, in der die durchschnittliche Lebensdauer des Menschen sich beachtlich verlängert hat. Die Lebensqualität hat sich jedoch aufgrund dieser Krankheitsbilder und anderer Erkrankungen, die häufig mit dem Alter in Zusammenhang stehen, nicht verbessert.
Jeder von uns muss in diesem Sinne etwas für sich tun, denn heutzutage ist die Verbesserung unserer Gesundheit möglich und es besteht die Chance, sie auch morgen zu schützen: selbst wenn das Auftreten von degenerativen Erkrankungen eng mit der Verlängerung des durchschnittlichen Lebensalters in Verbindung zu stehen scheint, ist diese Verbindung nicht unzerstörbar, sondern kann durchbrochen oder mindestens gelockert werden.
Sorgfältig durchgeführte wissenschaftliche Studien haben gezeigt, dass die zuvor erwähnten Krankheiten alle mehr als einen Hauptnenner haben. Sie zeigen mit dem Finger besonders auf etwas, das man als „oxidativen Stress“ bezeichnet. Aber was heißt das? Warum ist der Stress so bedeutend und warum kann er fatal für unsere Gesundheit sein?
Untersuchen wir zunächst, worum es sich handelt. Das Wort „Stress“ weist in diesem Zusammenhang auf eine Maßlosigkeit hin, auf die übermäßige Entwicklung eines Stoffwechselvorgangs, den unser Organismus nicht aufhalten kann. Die Oxidation ist dagegen ein Vorgang, den wir sehr gut kennen und

den wir in der Natur beobachten können, z.B. wenn wir einen Apfel in zwei Hälften schneiden und sie frei an der Luft liegen lassen. Der Luft ausgesetzt wird das Fruchtfleisch kurz darauf braun, das heißt es oxidiert. Der gleiche chemische Prozess läuft beim Eisen ab, wenn es rostet, weil es nicht gegen Substanzen aus der Atmosphäre geschützt ist. Die Oxidation betrifft auch die Fette, die der Luft ausgesetzt werden, wie die des Schinkens: sie werden ranzig und färben sich gelb.

Paradoxerweise wird die Oxidation auch von unserem Körper ausgelöst, und zwar als Folge der Stoffwechselprozesse, die uns unser Leben ermöglichen. Um zu leben, verbrennt man etwas. Wenn man etwas verbrennt, dann löst man eine Oxidation aus, die für unsere Gesundheit schädlich ist. Gibt es denn keine Medikamente dafür? Muss man, um zu leben, krank werden?

Nein, falls es uns gelingt, das intensive Feuer der Oxidation zu kontrollieren: durch eine gezielte Reduktion (Oxidoreduktion genannt) können wir maßgeblich ihre auf lange Sicht zerstörerischen Auswirkungen auf unseren Körper abschwächen.

Gegen die Oxidation angehen

Bereits bei unserer Geburt enthalten unsere Zellen das genetische Erbe mit wichtigen Informationen über unsere Fähigkeit, den oxidativen Stress im fortgeschrittenen Alter zu bekämpfen und über unseren zukünftigen Sensibilitätsgrad in Bezug auf seine Auswirkungen. Dank eines genetischen Tests ist es heute möglich, diese Veranlagungen zu bestimmen: z.B. zu erfahren, welches Risiko besteht, Herz-Kreislauf-Erkrankungen zu entwickeln. Aber die genetische Veranlagung ist nicht die einzige Variable. Unsere Gewohnheiten, darunter an erster Stelle unsere Ernährung, sind ebenso entscheidend: Zur Verdauung müssen die Nahrungsmittel in unserem Körper oxidiert werden, sonst können sie, wenn sie schwer assimilierbar sind, in unserem Organismus unkontrollierbare Reaktionen wie z.B. eine übermäßige Produktion freier Radikale auslösen. Unsere motorische Aktivität kann auch eine Quelle für oxidativen Stress sein: sowohl der Mangel als auch das Übermaß an Bewegung können die antioxidierende Kapazität des Gehirns verringern.

Eine übermäßige Oxidation hat einen negativen Einfluss auf unsere natürliche Abwehr und führt zu einem Überschuss an freien Radikalen. Dadurch kann

unser Immunsystem zerstört werden, das dann nicht mehr in der Lage ist, die Viren, Bakterien und Krankheiten zu bekämpfen.
Es ist wissenschaftlich bewiesen, dass viele chronische und degenerative Erkrankungen (wie Arthritis, Krebs, Bluthochdruck, Arteriosklerose, Morbus Parkinson und Alzheimer) mit oxidativem Stress in Zusammenhang stehen. Zu diesen kommt eine „neue" Erkrankung hinzu, die mehr als eine Krankheit ist, sondern als eine Gesamtheit von Symptomen betrachtet werden kann: die Fibromyalgie. Dieses Leiden macht sich in Form von intensiven und permanenten Schmerzen von Muskeln, Sehnen und Ligamenten bemerkbar. Es wird allgemein von Müdigkeit, Verstopfung oder Durchfall, Schlafstörungen, wiederkehrenden Kopfschmerzen, Gedächtnisverlust und Konzentrationsschwierigkeiten und darüber hinaus von einer chronischen Müdigkeit begleitet. Fibromyalgie kann auch Gereiztheit, Depression und plötzliche Allergien hervorrufen.
Die Ursachen, die die Entwicklung dieser Krankheit begünstigen, sind überhaupt nicht klar. Einige Mediziner schreiben sie einem Virus zu. Dennoch ist man in der medizinisch-wissenschaftlichen Welt mehr und mehr davon überzeugt – und selbst wir teilen diese Meinung –, dass die Fibromyalgie das Ergebnis einer Kombination mehrerer Faktoren ist: Ernährungsfehler, Akkumulation von Toxinen, die Unfähigkeit, den Stress zu managen sowie wiederholte Infektionen, die wiederum übermäßig mit Antibiotika behandelt werden. Auf alle Fälle hängt die Krankheit mit einer Schwäche des Immunsystems und der natürlichen Abwehrkräfte zusammen. Um Fibromyalgie zu bekämpfen – die sich in der Bevölkerung mehr und mehr verbreitet – ist es notwendig, sich regelmäßig sanft körperlich zu betätigen. Ebenso notwendig ist es, antioxidierende Substanzen einzunehmen, wie z.B. das Pycnogenol, anstatt Entzündungshemmer, Antidepressiva und Antihistaminika, die derzeit verschrieben werden, um die Symptome dieser Erkrankung in den Griff zu bekommen. Außerdem ist es angebracht, den Verzehr von raffiniertem Zucker, Weißmehl und Alkohol zu reduzieren und den eigenen Glykämiespiegel gut zu kontrollieren. Das Problem sollte jedoch insbesondere individuell betrachtet werden: die Behandlung sollte, den Anforderungen und Bedürfnissen des Menschen entsprechend, persönlich zugeschnitten sein, wobei der Arzt auch die mit der Erkrankung und Symptomatik verbundenen psychologischen Aspekte ansprechen sollte.

Ein wunderbares Molekül: das Glutathion

Die Schwäche der Antioxidationsfähigkeit des Organismus wird sehr häufig durch eine Verringerung der Glutathionwirkung bestimmt. Glutathion ist ein kleines Molekül, das in allen Zellen des menschlichen Körpers vorkommt und als unser natürliches Hauptantioxidans angesehen wird.

Der Glutathionzyklus ist ein Wunder unseres Körpers. Er reduziert nicht nur eine große Zahl freier Radikale, sondern hält auch über zwei Enzyme (Glutathion-Peroxidase und Glutathion-Reduktase) als so genannte Mediatoren die Aktivität einiger natürlicher Antioxidantien wie Vitamin C und Vitamin E aufrecht. Mit zunehmendem Alter sinkt jedoch der Glutathionspiegel und unser Immunsystem wird infolgedessen schwach. Ebenso ist eine starke Abnahme von Glutathion bei chronischen Erkrankungen wie z.B. AIDS, chronische Müdigkeit, arthritisches Rheuma, Asthma und Allergien feststellbar. Ein Glutathiondefizit wurde auch in Zusammenhang mit zweihundert anderen Erkrankungen und im Verlauf von besonders schweren Therapien wie Chemotherapie beobachtet. Im letztgenannten Fall konnte man feststellen, dass es durch eine Erhöhung des Glutathionspiegels möglich war, einer großen Zahl der zerstörerischen Wirkungen der Chemotherapie auf gesunde Zellen einen Strich durch die Rechnung zu machen und gleichzeitig Haarausfall zu reduzieren. Daher kann man behaupten, dass es, um unsere Gesundheit und Jugend lange zu bewahren, notwendig ist, einen angemessenen Glutathionspiegel aufrechtzuerhalten, der es ermöglicht, freie Radikale zu bekämpfen und die Vitamine E und C wieder zu „rezyklieren", d.h. wieder in den Kreislauf zurückzuführen.

Um wirksam zu sein, braucht das Glutathion die Zufuhr von drei Aminosäuren: Glycin, Glutaminsäure und Cystein. Im Unterschied zu den ersten beiden ist Cystein eher selten in der Nahrung vorhanden. In Spuren kommt es in Brokkoli, Milch, rotem Fleisch und Eiern vor, aber in völlig ungenügenden Mengen, um eine Neubildung von Glutathion zu ermöglichen. Zudem wird das über den Mund aufgenommene Cystein in unserem Verdauungstrakt abgebaut, bevor es die Zellen erreicht, und es hat ein toxisches Potenzial.

Der einzige Weg, über den das Cystein in die Zellen gelangen kann, ist durch die Aufnahme von Cystin: eine Aminosäure, die zwei Cysteinmoleküle enthält und die Zellen erreichen kann, in deren Inneren sie in Cystein umgewandelt werden. Das einzige Produkt, das beträchtliche Mengen von Cystin enthält, ist die Molke. Nach 18 Jahren Forschung im Herzen der McGill-Universität

in Montreal gelang es Professor Beaumont eine Reihe von Produkten zu entwickeln, die auf Molke basieren.
Außer Cystein benötigt das Glutathion eine ausreichende Zufuhr von Selen, Folsäure und den Vitaminen B_1, B_2 und B_{12}, die vielen Menschen, besonders ab einem Alter von 40 Jahren, fehlen.
Es ist daher offensichtlich, dass die Ernährung eine entscheidende Rolle für eine optimale Funktion und Wirkung von Glutathion spielt, das auf vier Ebenen arbeitet:

- Optimierung des Immunsystems;
- Hilfe bei der Entgiftung des Organismus;
- Kampf gegen freie Radikale;
- Regeneration der antioxidierenden Vitamine.

Generell lässt sich daher sagen, dass ein Großteil unserer Gesundheits- und Gewichtsprobleme hauptsächlich von einer unangemessenen Ernährung abhängt, die zudem arm an Antioxidantien ist.

12

Anti-Age-Ernährung

Das vorhersagbare Szenario für die kommenden Jahre ist von einem bestimmten Standpunkt aus betrachtet positiv, aber auch ziemlich beunruhigend. Die Lebenserwartung, die bei unseren Vorfahren bei ungefähr 20 Jahren lag, liegt heute in den Industrieländern bei 75 bis 80 Jahren. Und sie ist dazu auserkoren, sich weiter zu erhöhen. So wird für 2050 vorhersagt, dass 30 % der Bevölkerung älter als 65 Jahre sein werden, während es allein in den USA mehr als 850.000 100-Jährige geben wird.

Die Verlängerung der mittleren Lebensdauer ist jedoch unvermeidlich mit einer Zunahme von typischen Alterserkrankungen verbunden. Welchen Sinn macht es aber länger zu leben, wenn die Lebensqualität, die uns erwartet, von derart schweren Gesundheitsproblemen eingeschränkt wird? Im Laufe seines Interesses für diese Problematik ist Vincenzo Castronovo, der mit den Zentren, die ich leite, zusammenarbeitet, zu folgendem Schluss gekommen: Man kann und muss schon heute selbst viel tun,um zu erreichen sich selbst in fortgeschrittenem Alter bester Gesundheit am Leben zu erfreuen. Gerade von der Ernährung und von der Lebensart hängt „viel" ab.

Wenden wir uns jetzt in erster Linie dem Gehirn zu, das aus zehn Milliarden Neuronen aufgebaut ist und sich kontinuierlich erneuert (wir verlieren ein Neuron pro Sekunde). Die Elastizität der Zellmembran, deren Oberfläche 25.000 m^2 beträgt, was vier Fußballfeldern entspricht, ist hauptsächlich für das gute Funktionieren des Gehirns von Bedeutung. Von seinen Fließeigenschaften (Fluidität) hängt die Polarisierung der Neurone und damit die Schnelligkeit des Informationsaustauschs zwischen ihnen über Synapsen ab, von denen es 0,15 Trillionen (Millionen Milliarden!) gibt. Um die Elastizität dieser Membran aufrechtzuerhalten, und damit das optimale Funktionieren der Neuronen, muss das Gehirn entsprechend ernährt werden, und zwar mit guten Molekülen, das heißt mit denselben mehrfach gesättigten Fettsäuren, aus denen 60 % der Gehirnsubstanz bestehen. Außerdem müssen die Neuronen, um sich entwickeln zu können, angeregt werden – hier erklärt sich das Risiko, das für einen Menschen besteht, der in den vorzeitigen Ruhestand geht. Er steht dann nicht mehr im Zentrum der Aufmerksamkeit, was ihm zuvor ermöglichte, das Gehirn in Aktivität zu halten.

Nun, wo finden wir die mehrfach ungesättigten Fettsäuren, die zur Regeneration des Gehirns nötig sind? Die Omega-3-Fettsäuren kommen insbesondere im Phytoplankton vor, das in den kalten Gewässern und Meeren lebt und von dem sich zahlreiche Fischarten ernähren, wie Sardinen, Lachs, Thunfisch, Anchovis (Sardellen), Hering und Aal. Die Omega-6-Fettsäuren (Linolsäure) sind insbesondere in biologisch angebauten Früchten und im grünen Gemüse, im Vollweizen und in biologischen Pflanzenölen wie Erdnuss- und Walnussöl enthalten. Das richtige Verhältnis zwischen Omega-3- und Omega-6-Fetten ist ebenso essenziell: es sollte ungefähr 1:3 betragen. Es ist ein Gleichgewicht, das bei jedem Einzelnen mithilfe von Laboruntersuchungen kontrolliert werden sollte. Man vermutet z.B., dass ein Defizit von Omega-3-Fetten nicht nur die Ursache von Sehstörungen sein kann, sondern auch der Auslöser von Depressionen.

Andererseits sollte man, um das Gehirn bei guter Gesundheit zu erhalten, unbedingt Folgendes mitberücksichtigen: den „oxidativen Stress" des Fettgewebes, der von freien Radikalen verursacht wird. Das geht soweit, dass die Fette des Fettgewebes im Gehirn ranzig werden, wenn sie diesem Stress ausgesetzt sind. Das ist wiederum die Ursache von degenerativen Erkrankungen wie der Arteriosklerose. Selen (von dessen Mangel heute eine von zwei Personen betroffen ist), Mangan, Zink, Kupfer, L-Carnitin sind Antioxidantien, die notwendigerweise mit der Nahrung aufgenommen werden müssen oder über Nahrungsergänzungsmittel. Aber auch die Vitamine A, E, C und Enzyme wie das Q10 dürfen in unserer täglichen Nahrung nicht fehlen, wenn wir später Krankheiten wie Morbus Alzheimer und Morbus Parkinson vermeiden möchten.

Ein gesunder Greis ist daher ein Greis, der alle Werte, die einen Hinweis auf den Gesundheitszustands seines Gehirns geben, kontrollieren und dadurch die Fettsäuren, die Antioxidationsfähigkeit und den Homocysteinspiegel untersuchen lässt. Wenn der Gehalt des Letzteren im Blut zu hoch ist, leidet man an mangelnder zellulärer Methylierung, eine wichtige Synthesefunktion

des Gehirns. Zum Beispiel wandelt das Gehirn dank der Methylierung Serotonin in Melatonin um, eine Substanz, die unersetzlich für das Aufrechterhalten eines korrekten Rhythmus zwischen Wachen und Schlafen ist und es ermöglicht, Depressionen zu vermeiden und allgemein eine gute Gesundheit zu bewahren. Um den Homocysteinspiegel auszugleichen, muss Folsäure in ausreichenden Mengen mit der Nahrung oder über Nahrungsergänzungsmittel aufgenommen werden.
Letzte Anmerkung: Die notwendigen individuellen Analysen für alle älteren Menschen werden so durchgeführt, dass die Therapien und die Ernährung regelmäßig angeglichen werden können. Es scheint zunächst so, als würden diese Analysen das in den europäischen Ländern bereits überlastete Gesundheitssystem zu viel Geld kosten. Denkt man jedoch an die enormen sozialen Kosten, die mit dem Altern zusammenhängende degenerative und Herz-Kreislauf-Erkrankungen mit sich bringen, so wird offensichtlich, dass die Prävention dieser Erkrankungen eine vorteilhafte Investition für die gesamte Gemeinschaft sind.

Antioxidierende Nahrungsmittel

Getreide

Die Getreide, insbesondere die Vollkorngetreide aus integralem Anbau, sollten als Basis einer gesunden und ausgewogenen Ernährung angesehen werden. Sie enthalten tatsächlich fast alle Elemente, die unser Organismus braucht: Kohlenhydrate, Vitamine und Eiweiße. Insbesondere die Kohlenhydrate der Getreidesorten werden vom Körper langsam aufgenommen; sie helfen daher dabei, den Blutzuckerspiegel zu kontrollieren ohne eine Erhöhung der Insulinaktivität zu provozieren. Die Getreidefasern sind grundlegend wichtig für die Entgiftung des Darms und sie beschleunigen den Verdauungsvorgang. Getreidekeimlinge enthalten Phytosterol, ein Pflanzenhormon, das die Darmschleimhaut schützt, sowie Enzymhemmer, deren antikanzerogene Wirkung sehr bekannt ist. Außer den häufig genutzten Getreidesorten wie Gerste, Hafer, Roggen, Dinkel und Weizen sind für Entgiftungskuren auch andere, weniger bekannte Getreidesorten empfehlenswert, wie Hirse, Wildreis und Kamut.

Gemüse

Mit fortschreitendem Alter lässt die Wirkung des körpereigenen Schutzsystems gegen die verheerenden Folgen der Oxidation mehr und mehr nach, sodass sich schließlich der Alterungsprozess und das Auftreten der damit in Verbindung stehenden Beschwerden beschleunigen. Daher ist verständlich, dass eine Anti-Age-Ernährung reich an antioxidierenden Nahrungsmitteln sein sollte.

Die antioxidierende Eigenschaft eines Nahrungsmittels besteht in seiner Fähigkeit, die Oxidationsreaktion eines Lipidstoffes im Kontakt mit Sauerstoff zu durchkreuzen, die das Ranzigwerden der besagten Substanz zur Folge hätte. Es ist möglich, die Antioxidations-Fähigkeit einer Substanz zu messen, indem man die Menge an freien Radikalen berücksichtigt, die sie neutralisieren kann. Die Maßeinheit dieses Werts ist ARE (antiradikale Einheit).

Tabelle 11 nennt die antioxidierenden Eigenschaften von 100 g eines jeden betrachteten Produkts. Die Werte beziehen sich auf frische Gemüsesorten: sie sind tatsächlich die Hauptquellen für Antioxidantien und natürliche Verteidigungssubstanzen, verlieren jedoch im Laufe des Kochvorgangs viel von ihren Eigenschaften. Man sollte sie daher roh essen, um von ihrer Wirksamkeit zu profitieren.

Tabelle 11:
Antioxidierende Eigenschaften von frischem Gemüse

Gemüse	**ARE pro 100 g**
Auberginen	< 10
Zucchini	< 10
Chicoree	50
Knoblauch	100
Sellerie (Knolle)	100
Grüne Bohnen (Brechbohnen)	110
Rettich	110

Gemüse	ARE pro 100 g
Grüner Salat	125
Tomate (Winter)	140
Zwiebel	200
Kresse	240
Kohl, Wirsing	250
Tomate (Sommer)	270
Spinat	300
Möhren	460
Lauch	500
Paprika rot, grün	550
Rotkohl	2.500

Knoblauch und Zwiebeln, aber auch andere Gemüsesorten der gleichen Gruppe wie Lauch sind mit interessanten biologischen Eigenschaften ausgestattet. Sie sind reich an Schwefel und 33 schwefeligen Bestandteilen und enthalten 21 Peptide sowie Glutaminsäure. Der Gebrauch von Zwiebeln und Knoblauch in unserer Ernährung begünstigt daher die Blockade des oxidativen Prozesses von Fetten.

Das Weiße des Lauchs, das sich im Inneren befindet, ist weniger reich an Antioxidantien als die grünen Blätter. Die gleiche Bemerkung gilt für die Knolle des Knollensellerie (weniger reich) und seine Blätter (reicher), roten Rettich (weniger reich) und dessen Blätter (reicher). Allgemein enthalten die Blätter viermal mehr an antioxidierenden Flavonoiden und Phenolen als die Knollen der gleichen Pflanze. Aber Achtung: das hängt nicht von der Sonnenlicht-Exposition des Gemüses ab, sondern von seiner Verbindung mit Selen. Letztendlich sind sogar Champignons und Chicoree, die nicht in der Sonne wachsen, relativ reich an Antioxidantien.

Zubereitung und Kochen von Gemüse: Was das Gemüsekochen betrifft – es sollte immer frisch sein und, wenn möglich aus biologischem Anbau stammen –, ist das Dämpfen vorzuziehen, da beim Garen in Wasser ein Großteil seiner antioxidierenden Eigenschaften verloren gehen, und zwar die, die stark wasserlöslich sind. Wird das Gemüse in Wasser gekocht, so ist es empfehlenswert, nur wenig Wasser zu nutzen (das Wasser kann dann für Suppen weiterverwendet werden) und die Kochzeit zu verringern.
Schließlich verlieren die Gemüse, wie Tabelle 12 zeigt, ihr antioxidierendes Potenzial, wenn sie gekocht werden.
Auf alle Fälle können Gemüsesuppen eine wichtige Rolle bei einer antioxidantienreichen Ernährung spielen. Unter den allgemein üblichen Gemüsezusammenstellungen für die Suppenzubereitung empfehlen wir die in Tabelle 13 angegebenen Kombinationen. Sie liefern die maximale Zufuhr an antioxidierenden Substanzen, um unseren Organismus gegen den Angriff von freien Radikalen zu verteidigen.
Unter den Hülsenfrüchten, die mit Vorliebe gewählt werden sollten, spielen die antioxidantienreichen *Linsen* und *Erbsen* eine Rolle, während beim Getreide der Wahl Vollkornreis oberste Priorität haben sollte.
Grüner Salat, insbesondere *Römersalat*, enthält viel Chlorophyll, eine wichtige Substanz für die Bildung der roten Blutkörperchen. Darüber hinaus ist er reich an Pflanzenmilch, die ein wirksames Beruhigungsmittel für das Nervensystem ist, und an Fasern, die bei der Verdauung und der Kontrolle des arteriellen Blutdrucks helfen. Die Blätter des Blattsalates enthalten viel Vitamin C und Karotin, die die freien Radikale neutralisieren.

Tabelle 12:
ARE von rohem und gekochtem Gemüse

Gemüse	ARE pro 100 g rohes Gemüse	ARE pro 100 g gekochtes Gemüse
Grüne Paprika	550	80
Lauch	500	110
Spinat	300	70
Kohl	250	90

Tabelle 13:
Gemüsesuppen mit hohen Antioxidationswerten

Suppe	ARE pro 100 g
Spinat + Kartoffeln + Lauch + Zwiebeln	65
Lauch + Zucchini + Kohl + Möhren	60
Dehydrierte industriell hergestellte Fertigsuppen (Tütensuppen aus grünem Gemüse)	33
Lauch + Zucchini	25
Zucchini + Tomaten + Zwiebeln	15
Dehydrierte industriell hergestellte Fertigsuppen (Tütensuppen aus Lauch + Kartoffeln)	8

Rotkohl enthält Senföl, eine Substanz mit nennenswerter antibakterieller Funktion, und Senfölglykoside (Glucosinolate), die Tumorzellbildung verhindern. Der hohe Gehalt an Fasern erleichtert die Ausscheidung von Schlacken und begünstigt die Entgiftung. Vergegenwärtigen Sie sich, dass Rotkohl insgesamt das Gemüse ist, das die größte Antioxidationskraft (ARE 2.500 pro 100g) hat.

Früchte und Fruchtextrakte

Schauen wir uns nun die antioxidierenden Eigenschaften an und somit den ARE-Wert von frischen Früchten (Tabelle 14).

Man muss wissen, dass die gleichen Fruchtextrakte, die hauptsächlich in den Nahrungsergänzungsmitteln genutzt werden, eine starke antioxidierende Wirkung haben, die sogar höher ist als die der eigentlichen Frucht. Tabelle 15, die den ARE-Gehalt von 100 g diverser frischer Früchte mit dem Gehalt von exakt 1 g Extrakt vergleicht, veranschaulicht dies.

Tabelle 14:
ARE von frischen Früchten

Frische Früchte	ARE pro 100 g
Orangen (Haut)	540
Kiwis	500
Erdbeeren	420
Zitronen	250
Orangen (Fruchtfleisch)	120
Heidelbeeren	72

Tabelle 15:
Vergleich zwischen frischen Früchten und Fruchtextrakten

Frucht	ARE pro 100 g frische Früchte	ARE pro 1 g Extrakt
Kiwis	500	20
Erdbeeren	420	100
Zitronen	250	16
Orangen (Fruchtfleisch)	120	20

Reich an Glukose, die direkt ins Blut geht und somit eine sofortige Energiezufuhr liefert, ist die *Weintraube* die ideale Frucht, um den Organismus zu reinigen, besonders wenn es sich um die Nieren und den Darm handelt.
Blaue Weintrauben stimulieren die Blutzirkulation und sind ein gutes Venentonikum. Dennoch ist es wichtig darauf zu achten, sie vor dem Essen zu waschen, zumal traditionsgemäß die blauen Trauben stark behandelt werden.
Äpfel sind wertvoll, da sie eine große Menge an Vitamin C, Kalzium, Phosphor und Eisen enthalten, aber auch dreihundert andere essenzielle Substan-

zen, wie organische Säuren, die die Leberentgiftung unterstützen, Tannine, die den Kampf gegen schädliche Bakterien ermöglichen, und Pektin, das im Bereich des Darms Toxine neutralisiert und dabei hilft, den Cholesterinspiegel zu senken. Die Nährstoffe des Apfels wirken direkt auf die Haut und machen sie schöner und fester. Es wird empfohlen, einen Apfel morgens zu essen, langsam und auf nüchternen Magen, und einen abends vor dem Schlafen.
Die *Pampelmuse* ist ein Nahrungsmittel mit mehreren Eigenschaften. Sie fördert die Verdauung dank des Naringins (ein Grapefruitbitterstoff), der die Speichelproduktion und Magensäfte stimuliert. Ihr Kernextrakt enthält die berühmten Flavone, die bei der Krebsprävention unterstützen; Saft und Fruchtfleisch sind reich an Spurenelementen, Mineralsalzen und Vitamin C, von dem man weiß, dass es ein hervorragendes Antioxidans ist. Das Fruchtfleisch ist ein wirksames Entgiftungsmittel, da es ein Pektin enthält, das Cholesterin „fängt" und eliminiert.

Aromatische Kräuter und Gewürze

Aromatische Kräuter sind aufgrund ihres ARE-Gehalts (Tabelle 16) ebenso wertvoll. Dabei ist jedoch zu berücksichtigen, dass sie in der Küche nur in kleinen Mengen verwendet werden und ihre Wirkung daher immer im Verhältnis zu der Menge der eingesetzten Kräuter steht.

Fische, Mollusken und Schalentiere

Die antioxidierenden Eigenschaften des ein oder anderen Meeresprodukts sind interessant. Forschungsstudien haben ergeben, dass die antarktischen Garnelen eine bemerkenswerte Menge an Selen enthalten. Selenmangel löst beim Menschen Herz-Kreislauf-Erkrankungen aus und kann die Entwicklung von Krankheiten fördern, darunter z.B. auch Krebs. Andere Meeresprodukte sind auch besonders nützlich aufgrund ihrer Fähigkeit, schädlichen Sauerstoff zu fangen und so die Oxidation zu neutralisieren (Tabelle 17).

Tabelle 16:
ARE von aromatischen Kräutern und Gewürzen

Aromatische Kräuter und Gewürze	ARE pro100 g
Schnittlauch	300
Petersilie	200
Zimt	125
Pfeffer	60

Tabelle 17:
Antioxidierende Eigenschaften von Meeresprodukten

Schalentiere und Meeresfrüchte	Mikrogramm (µg) schädlicher neutralisierter Sauerstoff pro 100 g Produkt
Garnelen	22.000-24.000
Muscheln (aus gesundem Wasser)	22.000-24.000
Jakobsmuscheln	13.000-16.000

Fische mit sehr hohem oder mittlerem Fettgehalt, die reich an mehrfach ungesättigten Fettsäuren sind, sind sehr eiweißreich: z.B. enthalten 150 g Sardinen 100 % des täglichen Bedarfs an Eiweißen sowie an Vitamin D und E.

Getränke

Unter den antioxidierenden Getränken steht Rotwein bester Qualität an erster Stelle, sofern er reich an Polyphenolen ist. Er sollte selbstverständlich in kleinen Mengen genossen werden.

Dann folgt frisch gepresster Orangensaft (250 ARE pro Portion) und schwarzer oder grüner Tee (250 ARE pro Portion), die eine starke antioxidierende Wirkung haben. Auch was den Tee betrifft, sollte man noch genauer erwähnen, dass er, da es sich um ein Anregungsmittel handelt, in Maßen konsumiert werden sollte.

Molke
Die Molke, das ist der flüssige Rückstand, der bei der Käseherstellung entsteht, ist ein wahres Allheilmittel, das seit der Antike bekannt ist. Schon Hippokrates empfahl seinen Patienten regelmäßige Entgiftungskuren auf Molkebasis. Sie enthält tatsächlich alle für die Herstellung von Eiweißen nötigen essenziellen Aminosäuren und eine große Menge an Vitaminen und Mineralsalzen. Im Unterschied zu Milch enthält sie keine Lipide und erhöht daher nicht den Cholesterinspiegel. Ihr Albumin schützt uns vor Oxidation und freien Radikalen. Die Molke enthält Vitamin B_{13} (Orotatsäure), das die Darmflora schützt; sie begünstigt außerdem das Wachstum und die Zellregeneration und unterstützt die Herz- und Leberaktivität.

Vitamine und Mineralsalze

Die Vitamine und Mineralsalze helfen unseren Zellen dabei, die äußeren Angriffe und zahlreichen Faktoren des Alterns zu bewältigen. Vitamin C und Magnesium bekämpfen die Toxine. Die Vitamine E, A und C regulieren die Produktion von freien Radikalen. Vitamin C und Glutathion tragen gemeinsam zu den natürlichen Entgiftungsmechanismen bei.

Man findet Vitamin C insbesondere in folgenden Nahrungsmitteln:

- Zitrusfrüchten (Zitronen, Orangen, Pampelmusen);
- Grünen Gemüse (Sellerie, Grünkohl, Kresse, Petersilie);
- Kiwis, schwarzen Johannisbeeren;
- Kartoffeln;
- Tomaten;
- Paprika.

Vitamin E:

- zerstört freie Radikale dank seiner antioxidierenden Wirkung;
- stimuliert das Immunsystem und verstärkt die Abwehraufgaben der weißen Blutkörperchen.

Vitamin E ist in großen Mengen in Weizenkeimöl als auch Sonnenblumen-, Oliven- und Maisöl vorhanden. Man findet es auch in Früchten wie Mandeln, Wal- und Haselnüssen, in Fisch mit hohem Fettgehalt und in grünem Gemüse.

Die gelben Flavonoide finden sich in jungen Pflanzen, insbesondere in den überirdischen Pflanzenteilen, und den Zitrusfrüchten. Sie kommen in größeren Konzentrationen in grünem Gemüse wie Brokkoli, Kohl, Spinat und grünen Bohnen vor.

Rote Flavonoide sind insbesondere in Blättern, Blüten und Früchten enthalten, denen sie eine blaue, rote oder violette Farbe verleihen. Rote Früchte und Rote Beete sind voll mit ihnen.

Antioxidantien bei Fettleibigkeit und Tabakabhängigkeit

Dickleibige Menschen benötigen besonders viele Antioxidantien, insbesondere da Betakarotin und Vitamin E aufgrund ihrer Fettlöslichkeit teilweise durch das überschüssige Fett beseitigt werden.

Der Organismus reagiert sensibler auf die Faktoren der Oxidation, auf Angriffe von freien Radikalen, und wird infolgedessen anfälliger für frühzeitiges Altern und Erkrankungen.

Ebenso benötigen Raucher große Mengen an Antioxidantien. Denn zu den verschiedenen schädigenden Wirkungen des Rauchens zählen auch eine starke Produktion von freien Radikalen und der Verlust der Vitamine E und C und der Karotinoide.

Mit dem Alter sinkt die Zinkkonzentration im Organismus und daher erhöht sich der Bedarf an Zink von 25 auf 50 mg pro Tag. Man findet Zink in Austern, Herzmuscheln und anerkanntermaßen in Meeresfrüchten, Fisch, Eigelb, Fleisch (Leber) und Gemüse wie Spinat, Brokkoli und Bohnen.

13
Nahrungsmittelunverträglichkeiten, -allergie

In den Industrieländern treten Nahrungsmittelunverträglichkeiten immer häufiger auf und können die Ursache für verschiedenste Beschwerden und Gewichtsprobleme sein. Wichtig dabei ist vor allem, den Unterschied zwischen Allergien und Nahrungsmittelunverträglichkeiten deutlich zu erklären. Eine Allergie löst eine Sofortreaktion auf Nahrungsmittel aus, die gelegentlich aufgenommen werden. Sie erscheint unerwartet, z.B. durch eine Nesselsucht (Urtikaria) oder durch Schleimhautödeme. Im Falle einer Unverträglichkeit beobachtet man dagegen Reaktionen auf gängige und täglich aufgenommene Nahrungsmittel. Das können z.B. Milch, Tomaten, Kaffee, Kakao und Weizen sein. Die Reaktionszeiten sind viel länger und die Symptomatik, vielseitig und komplex, kann auch erst Jahre später auftreten. Aus diesem Grund passiert es oft, dass für eine Diagnose der Nahrungsmittelunverträglichkeit die möglichen längeren Entwicklungszeiträume unberücksichtigt bleiben.

Die Technik der IgG-Antikörper ermöglicht es dank einfacher Blutanalysen, die Nahrungsmittel herauszufinden, gegen die wir allergisch sind. Gemeint sind damit die Nahrungsmittel, bei denen unser Organismus nicht in der Lage ist, die Qualität oder die spezifische Menge an Enzymen herzustellen, die notwendig ist, um die aufgenommenen Makromoleküle in einfache Moleküle zu verwandeln. Bleiben diese Makromoleküle längere Zeit ungespalten im Organismus besteht das Risiko, dass eine Immunreaktion ausgelöst wird, die zu einer Erhöhung an IgG-spezifischen Antikörpern führen kann. Begleitend zur Vervielfältigung des IgG können Erscheinungen wie Magen-Darm-Insuffizienz und Darmpermeabilität auftreten. Allerdings stimmt es unserer Erfahrung nach nicht, da mit dem Verschwinden dieser Symptome der Einzelne das problematische Nahrungsmittel toleriert, z.B. Milch und Milchprodukte oder Weizen. In der Tat tritt im Allgemeinen dieselbe Symptomatik sehr schnell wieder auf, wenn der Patient diese Nahrungsmittel wieder regelmäßig zu konsumieren beginnt.

Gesundheitsbeschwerden, die einer Intoleranz von Nahrungsmitteln, Zusatzstoffen, Umweltagenzien oder chemischen Produkten zuzuschreiben sind

Nase, Geruchssinn

- Abnahme des Geruchssinns
- Ängstlichkeit
- Halluzinationen
- Häufiger Schnupfen
- Hyperaktivität
- Instabilitätsgefühl
- Isolierung
- Juckreiz
- Konzentrationsschwierigkeiten
- Lernstörungen
- Müdigkeit
- Niesen
- Schlaflosigkeit
- Schlechtes Gedächtnis
- Sinusitis
- Steigerung des Geruchssinns
- Verstopfte Nase

Zentrales Nervensystem

- Depression
- Diverse Kopfschmerzen (aufgrund von Spannungen, Gefäßerkrankungen, Migräne)
- Hitzewallungen
- Konzentrationsmangel
- Krämpfe
- Legasthenie
- Mentale Verwirrung
- Schlaflosigkeit
- Schwindel
- Sprachstörung (Stammeln)
- Veränderung des Biorhythmus, des Wach-, Schlafrhythmus

Mund und Hals
- Aphten
- Geschwollenes Zahnfleisch
- Halsschwellung
- Heiserkeit
- Juckreiz in Hals und Gaumen
- Pharyngitis und Laryngitis
- Trockener Hals
- Übermäßige Speichelproduktion

Augen, Sehvermögen und dazugehörige Funktionen
- Doppelsehen (Diplopie)
- Empfindung, dass das Auge brennt
- Geschwollene Augenlider
- Juckreiz am Augenlid
- Muskelzuckungen (Myoklonie) des Augenlids
- Photophobie
- Rötung und Schwellung der inneren Winkel der Augenlider

Herz
- Angina pectoris (Herzenge)
- Extrasystolen (vorzeitige Herzkontraktionen)
- Palpitationen (Zuckungen)
- Schmerzen in der Herz-, Brustregion (Präkardialer Schmerz)
- Tachykardie (Herzschlagbeschleunigung)
- Übermäßige Schweißproduktion (Hyperhidrose)
- Venöse und arterielle Stauungen

Lungen
- Anfallartiger Husten (paroxysmal)
- Asthma/Kurzatmigkeit
- Atmungsbeschwerden
- Husten
- Hyperventilation (zu schnelle Atmung)
- Intermittierender Husten (zeitweise aussetzender Husten)
- Schleimbildung in den Bronchien

Ohren und Gehör
- Gefühl von verstopften Ohren

- Gehörverlust
- Große Empfindlichkeit für Klänge
- Instabilitätsgefühl
- Juckreiz
- Ohrensausen
- Ohrgeräusche
- Otitis (Ohrenentzündung)

Magen-Darm-Apparat
- Appetitverlust
- Aufgetriebener Magen
- Aufstoßen/Rülpsen
- Bauchschmerzen
- Brennen am After
- Darmkrämpfe (Kolon)
- Dysenterie (Durchfallerkrankung, Ruhr)
- Hämorrhoiden
- Juckreiz am After
- Krämpfe
- Meteorismus (Blähungen)
- Übelkeit
- Übersäuerung
- Ungeformter Stuhl
- Verstopfung

Muskeln und Gelenke
- Gelenkschwellungen
- Krämpfe
- Muskelschwäche
- Muskelsteifheit
- Myositis (Muskelentzündungen)
- Rückenschmerzen
- Spasmen
- Steife Gelenke
- Tremor (Zittern)

Haut
- Akne
- Allgemeiner Juckreiz

- Ameisenkribbelgefühle
- Blässe
- Dermitis (Hautentzündungen)
- Ekzeme
- Flecken
- Gefühl des Brennens
- Geschwüre
- Hitzeempfindung
- Kältegefühl
- Lokaler Juckreiz
- Nesselsucht
- Pusteln
- Quaddel-, Bläschenbildung
- Rötungen
- Verschiedene Arten von Hautläsionen
- Zunahme oder Abnahme der Schweißproduktion

Blut
- Anämie
- Dysmenorrhoe, Menstruationsbeschwerden
- Erhöhung oder Verringerung der Blutgerinnung
- Harnfluss
- Häufiges Harnlassen
- Immunschwäche
- Leuko(zyto)penie (Mangel an weißen Blutkörperchen)
- Metrorrhagie (Blutungen aus der Gebärmutter außerhalb des Menstruationszyklus)
- Nesselsucht
- Schmerzhaftes Harnlassen
- Thrombo(zyto)penie (Mangel an Blutplättchen)
- Unregelmäßiger Menstruationszyklus

Urogenitalapparat
- Dysmenorrhoe, Menstruationsbeschwerden
- Harnfluss
- Häufiges Harnlassen
- Metrorrhagie (Blutungen aus der Gebärmutter außerhalb des Menstruationszyklus)
- Nesselsucht

- Schmerzhaftes Harnlassen
- Unregelmäßiger Menstruationszyklus

Allergien

Je nach individuellen Veranlagungen können Allergiesymptome auf verschiedene Weise und an unterschiedlichen Stellen auftreten. Oft ist die Haut betroffen, z.B. mit Entzündungserscheinungen (Dermatosen), Ekzemen, Nesselsucht und Juckreiz. Die Schleimhäute reagieren mit Katarrhen in den Atemwegen, Rhinitis, Bronchitis und Asthma; im Darm manifestieren sich Allergien in Form von Entzündungen, die im Falle von Glutenallergie entarten können und eine schwere Beeinträchtigung der Schleimhäute zur Folge haben.

In gleicher Weise können pathologische Symptome mit Störungen des Darmapparats, Meteorismus und Anomalien bei der Darmentleerung auf dieselbe Ursache zurückzuführen sein. Nahrungsmittelallergien können auch der Grund für die starke Zunahme von psychischen Reaktionen in den letzten Jahren sein, wie z.B. Hyperaktivitätssyndrome bei Kindern. Letztere zeigen sich in Form von motorischen Störungen, einer geringeren Konzentrationsfähigkeit und Frustrationsgefühlen. In vielen Fällen liegt die Ursache dieser Verhaltensstörungen in einer Überempfindlichkeit für Phosphate, die in Nahrungsmitteln enthalten sind. Nach neuesten Studien werden Fälle von Depression, einige neurovegetative Störungen und Verhaltensstörungen auch einer chemischen Umweltverschmutzung und schlechten Nahrungsgewohnheiten zugeschrieben.

Um eine typische Allergiesituation wieder auszugleichen muss in erster Linie der Organismus entschlackt und entgiftet werden.

Nach einer Entschlackungs- und Entgiftungsphase beginnt man eine Diät, bei der Eisen eine bedeutende Rolle spielen sollte. Dieses Element hat eine wichtige entgiftende Wirkung; es ist in allen Gemüsesorten, in grünen Salaten, Früchten und Getreide zu finden. Eisen spielt eine signifikante Rolle beim Einbau von Schwefelelementen im Körper. Es ist insgesamt wichtig, dass die Diät reich an mineralischen Bestandteilen ist, die in Getreide vorkommen, aber auch in Knollen, Bouillons und Hülsenfrüchtesuppen, Haselnüssen, Mandeln, Walnüssen, ölhaltigen Samen und Früchten.

Nahrungsmittelunverträglichkeiten und das „Syndrom der erhöhten Darmpermeabilität“

Im Laufe der Jahre hat eine zunehmende Zahl an Ärzten berichtet, dass einige geläufige Nahrungsmittel bei bestimmten Menschen unerwünschte Reaktionen, immunologische Probleme und biochemische Ungleichgewichte auslösen können und dass diese wiederum eine Gewichtszunahme oder das Unvermögen, Gewicht zu verlieren, bewirken.

Alle Nahrungsmittel können Beschwerden verursachen und generell sind es genau die verbreitetsten Nahrungsmittel, die die größten Intoleranzen auslösen können. Genau genommen ist das, was wir heutzutage als „normale Diät“ bezeichnen, das Ergebnis einer relativ neuen kulturellen Entwicklung, die in vielen Fällen bereits über unsere biologischen Anpassungsmechanismen hinausgegangen ist. Man denke z.B. an die Milch und ihre Derivate, die massiv in unsere tägliche Ernährung hineingekommen sind, sogar bei den Völkern, die aus kulturellen, historischen und geographischen Gründen niemals ausreichend Enzyme entwickelt haben, die eine Milchaufnahme in den Organismus ermöglichen. Außerdem haben, ohne hier auf den Einsatz von Pestiziden und Düngemitteln in der Landwirtschaft einzugehen, gewisse „Fortschritte“ der Nahrungstechnologie, wie Methoden der Verarbeitung, Konservierung, Zugabe von Aromastoffen und Farbstoffen, die Nahrungsmittel insoweit verändert, dass einige von ihnen eine Veränderung des Immunsystems auslösen können. Nachträglich können Komplikationen infolge der übermäßigen Antibiotikaeinnahme und des erhöhten Genusses von Einfachzuckern und Weißmehl entstehen, die ein Ungleichgewicht der Darmflora und eine übermäßige Zunahme von Hefen (*Candida*) bewirken.

Allerdings leben fast 15 wichtige Bakterienarten in unserem Darm (*Escherichia coli*, Bifidobakterien, Enterokokken, coliforme Bakterien, azidophile Laktobazillen, *Lactobacillus casei*, Bifidobacterius bifidus-Stämme, *Streptococcus lactis* etc.), die spezifische Funktionen in unserem Körper haben. Sie sind das beste natürliche Antibiotikum, über das wir verfügen, um gegen die Bildung und Ausbreitung von pathogenen und körperfremden Bakterien zu kämpfen. Sie verhindern die Wucherung von Pilzen (Mykosen), bekämpfen Viren, neutralisieren toxische Substanzen, die den Darm erreichen, und bereiten ihn für die Ausscheidung des Stuhls vor. Das Ungleichgewicht der Darm-Mikroflora und die exzessive Zunahme der Hefen können vielfältige Wirkungen auf die Schleimhautschicht der Darmwand haben. Sie tragen so dazu bei, einen

Zustand zu erschaffen, der unter dem Namen „Syndrom der erhöhten Darmpermeabilität“ bekannt ist. Er bedeutet, dass die Darmschleimhaut, entzündet und ausgedünnt, nicht mehr in der Lage ist, die Barrierefunktion zu erfüllen, die die korrekte Aufnahme der für den Organismus „guten“ Nährstoffe ermöglicht und dabei toxische und schädliche Substanzen zurückhält. Die Makromoleküle werden nicht mehr verdaut und aufgespalten, dringen aber in den Körper über die Darmschleimhaut ein, wobei sie Immun- und Entzündungsreaktionen auslösen.
Allergien und Nahrungsunverträglichkeiten sind daher das Resultat von Ungleichgewichtsverhältnissen im Darm, die sich direkt auf das Immunsystem auswirken. Das erklärt auch, warum derartige Erkrankungen so stark zunehmen. Änderungen der Ernährung, Hygienephobien unserer Gesellschaft, die Vernachlässigung des Stillens und der immer häufigere Einsatz von Impfungen sind Faktoren, die bewirken, dass unser Organismus immer weniger in Kontakt mit Bakterien kommt und diese so das Immunsystem schwächen können. Um das wieder auszugleichen, muss man beim Darm beginnen, also mit einer korrekten Ernährung, bei der selbstverständlich alle Nahrungsmittel ausgeschlossen werden, die Allergien und Unverträglichkeiten auslösen.

Das plurimetabolische Syndrom (oder Syndrom X)

Unter dem plurimetabolischen Syndrom oder Syndrom X versteht man das Auftreten von Risikofaktoren von Herz-Kreislauf-Erkrankungen, oft als Begleiterscheinung bei ein und demselben Menschen, wie:

- Fettleibigkeit;
- Erhöhung des Lipidspiegels im Blut (Cholesterin, Triglyceride);
- Verringerung des HDL-Cholesterinspiegels (dem „guten“ Cholesterin);
- Bluthochdruck;
- Glukoseunverträglichkeit oder Diabetes;
- Hyperinsulinämie (zu hohe Insulinkonzentration im Blut);
- Hyperurikämie (erhöhter Harnsäurespiegel im Blut);
- Depression (oft).

Nach einer höchst wahrscheinlich zutreffenden Hypothese ist die Basis dieses Syndroms ein Widerstand der Gewebe und der Zellen gegenüber den Wir-

kungen des Insulin. Dieser wird durch genetische Faktoren, einen Lebensstil mit zu viel Sitzen (Mangel an körperlicher Bewegung erniedrigt die Empfindlichkeit für Insulin) und Ernährungsfaktoren bestimmt. Eine bedeutende Rolle spielen dabei eine überwiegend fettreiche Ernährung (vorwiegend gesättigte tierische Fette), aber auch ein Ungleichgewicht zwischen den mit dieser Kost aufgenommenen Kohlenhydraten. Ein hoher Anteil an Einfachzuckern geht mit einer Insulinresistenz einher, während eine Ernährung, die reich an komplexen Kohlenhydraten und an Fasern ist, die Empfindlichkeit für dasselbe Insulin verbessert.
Um auf die *Empfindlichkeit des Insulin* einzuwirken und das Auftreten des Syndrom X zu reduzieren ist es daher notwendig, an mehreren Fronten zu handeln. Es ist wichtig:

- das Gewicht zu reduzieren, das, wenn es zu hoch ist, mit einer Freisetzung von Fett in den Kreislauf einhergeht, das die Insulinwirkung hemmt;
- eine gesunde und ausgewogene Ernährung anzunehmen;
- Körperübungen zu praktizieren.

Um der *Hypercholesterinämie* zu begegnen, ist es notwendig:

- eine Ernährung *anzunehmen*, bei der
  - o fettarm gewürzt wird (auf jeden Fall sind pflanzliche Öle aus erster Kaltpressung, roh eingesetzt, vorzuziehen);
  - o tierische Fette, die reich an gesättigten Fettsäuren sind, durch pflanzliche Fette, die reich an mehrfach ungesättigten Fettsäuren (MUFS) sind, ersetzt werden und
  - o Butter, Vollmilch und Käse mit einem Fettgehalt über 30 % sowie Sahne, fettes Fleisch, Wurst, Speck und Schmalz vermieden werden;
- bestimmte Nahrungsmittel *vorzuziehen,* wie teilweise oder gänzlich entrahmte Milch, Käse und Magerjoghurts, mageres Fleisch, MUFS-reiche Öle (Sonnenblumen-, Soja-, Mais-, Traubenkern-, Olivenöl);
- die Cholesterinzufuhr über die Nahrung auf 300 g pro Tag zu *reduzieren* und dabei Innereien, Meeresfrüchte und Schalentiere, Wurst und Eier (auf maximal zwei pro Woche begrenzt) zu vermeiden;
- die Ballaststoffmenge zu *erhöhen*, indem biologische Vollkorngetreide gegessen werden, Schwarzbrot, Hülsenfrüchte, Früchte (drei Portionen am Tag) und rohes Gemüse (zwei Portionen am Tag).

Die erste Maßnahme, die es zu ergreifen gilt, ist infolgedessen die *tief greifende Entgiftung des Körpers*: die Leberreinigung ermöglicht, dass die Leberzellen ihre ursprüngliche Sensibilität zurückgewinnen und im gleichen Zug die Kontrolle über die endogene Cholesterinproduktion behalten.

Im Falle einer *Hypertriglyceridämie* mit Übergewicht ist es notwendig, die Gesamtenergiezufuhr zu verringern. Es muss auf jeden Fall die Aufnahme der Kohlenhydrate überwacht werden, indem raffinierter Zucker und gesüßte Getränke weggelassen werden und die Menge an raffinierten Kohlenhydraten eingeschränkt wird (sie werden durch Vollkorngetreide ersetzt). Dazu gehört letztendlich auch alkoholische Getränke auszuschließen und drei Mal die Woche Fisch zu essen.

Um die *Harnsäurekonzentration im Blut* zu senken (*Hyperurikämie*) empfiehlt es sich, eine tägliche Flüssigkeitsmenge von ungefähr 2-3 Litern zu trinken. Achten Sie darauf, alkoholische Getränke zu vermeiden und die Purinzufuhr zu begrenzen. Letztere erhöht den Harnsäurespiegel und kann verringert werden, indem der Fleischkonsum auf drei Mal pro Woche gedrosselt wird. Vor allem muss auf Innereien, die sehr reich an Purin sind, Schalentiere und Fleisch- sowie Fischbouillons verzichtet werden. Generell ist es notwendig, die Zufuhr an tierischen Fetten zu verringern, Fisch und Fleisch ohne Haut und niemals aus Konserven zu essen.

Im Falle von *Bluthochdruck* sollte man den Einsatz von Kochsalz stark einschränken und ihn auf 4-5 g Gesamtmenge pro Tag reduzieren. Man vermeide daher auch salzige Nahrungsmittel wie Wurst, veredelte Käsesorten, Pommes frites, gesalzene Erdnüsse und salzige Kekse. Andererseits ist es notwendig, die Mengen an Früchten und Gemüse zu erhöhen und so eine ausreichende Zufuhr an Natrium und Kalzium zu garantieren.

14

Ernährung und Darmpermeabilität

Reizende Nahrungsmittel und ihr Ballaststoffgehalt

Ernährungsregeln, mit deren Hilfe ein gutes Gleichgewicht unseres Darmökosystems wieder hergestellt werden kann, bauen hauptsächlich darauf auf, dass alle Lebensmittel und Getränke vollkommen vermieden werden, die sich als reizend für die Darmwände herausstellen. Stattdessen empfehlen sie die Einführung von Nahrungs- und Heilmitteln, die für die empfindlichen Darmwände eine beruhigende Wirkung haben.

Als Reizherde gelten insbesondere sehr pikante und stark gewürzte Nahrungsmittel, Milch, fetter und fermentierter Käse, mit Weißmehl zubereitete Speisen sowie Nahrungsmittel, die Zucker enthalten oder mit zu viel Fett zubereitet wurden. Es gibt zudem einige Gemüsearten, wie rohe Zwiebeln, Pilze und alle Gemüse aus der Kohlfamilie, die vermieden werden sollten, um Blähungen und Unwohlsein vorzubeugen. Ansonsten haben Sie einen Freifahrschein für Gemüse, vorzugsweise gekochtes, und Früchte, wobei es wiederum besser wäre, nicht zu viele davon zu essen (aufgrund der Fruktose). Unter den Getreidesorten würde man die vollwertigen, vollkörnigen auswählen (beim Vollkorngetreide gilt es, die Reaktionen jedes einzelnen Menschen auf das entsprechende Getreide zu beobachten). Fleisch, das zu roh oder zu durchgebraten ist, sollte vermieden werden. Man würde natürlich all die Produkte aus der eigenen Ernährung ausschließen, bei welchen man eine Unverträglichkeit oder eine Allergie beobachtet hat. Auf jeden Fall sollten die Speisen, die man zu sich nimmt, nicht zu üppig sein, um den Darm nicht zu sehr zu überanstrengen, und man sollte immer gut kauen, um so die Verdauung zu erleichtern.

Was die Getränke betrifft, ist es wichtig darauf zu achten, Alkohol, Fruchtsaftkonzentrate und gesüßte, kohlensäurehaltige Getränke zu vermeiden. Medikamente haben auch eine negative Wirkung auf einen durchlässigen Darm und sollten daher in Maßen und nur wenn wirklich notwendig eingenommen werden.

Pflanzenfasern helfen wiederum, die Darmschleimhaut aufzubauen, unabhängig davon, ob es sich um unlösliche Ballaststoffe (Zellulose, Hemizellulose, Pektin, Getreide) oder um lösliche (Gummi, Algen, Getreide) handelt.

Das Darm-Rettungs-Menü

Um ein gutes Gleichgewicht im Darm zu bewahren, sollten beim täglichen Menü „probiotische“ Zubereitungen und „präbiotische“ Nahrungsmittel nicht fehlen, deren Aufnahme regelmäßig und gleichzeitig erfolgen sollte. Die Probiotika sind wichtige Bakterien, die im Darm leben und zur Aufrechterhaltung einer gesunden und aktiven Darmflora beitragen. Was die präbiotischen Nahrungsmittel betrifft, so enthalten sie Ballaststoffe, die unverdaut in den Darm gelangen und die probiotischen Bakterien im Darm ernähren sowie deren Vermehrung unterstützen. Aus diesem Grund sollte die Aufnahme der Pro- und Präbiotika gleichzeitig geschehen.

Die Probiotika

Das sind Bakterien, die dazu fähig sind, Entzündungen des Kolon und Darmflatulenzen (Blähungen) zu verringern. Dank ihrer antipathogenen Wirkung sind sie auch nützlich bei Kolitis, aufgetriebenem Bauch, atopischem Ekzem oder Hautproblemen sowie Entzündungen allergischen Ursprungs. Ebenso effektiv sind sie bei Diarrhoe (Durchfall, virale Gastroenteritis), deren Dauer durch sie verringert werden kann.

Die probiotischen Bakterien können den Barrieremechanismus im Körperinneren bei Patienten mit Nahrungsmittelallergien stärken und sich als nützliches Mittel während deren Behandlung erweisen. Zusammengefasst bedeutet das, dass sie die Darmflora normalisieren können und infolgedessen Entzündungen lindern, die Permeabilität regulieren sowie das Eindringen von Antigenen bei überempfindlichen Menschen verringern können. Für den therapeutischen Einsatz wird die Aufnahme von Laktobazillen und Bifidobakterien empfohlen, in konzentrierter Form und ohne Milch.

Die im Handel verkauften Milchprodukte (Joghurt und Ähnliches), denen Kulturen dieser Arten hinzugefügt wurden, können für den Darm eine gewisse Hilfe sein, aber nur und ausschließlich dann, wenn man nicht an Unverträglichkeit von Milch oder Milchprodukten leidet. Ist das der Fall, so wäre es stattdessen besser, Produkte mit niedrigem Laktosegehalt zu wählen. Man achte bitte auch auf den möglichen Gehalt an Zucker und Aromazusätzen.

Die Präbiotika

Das sind Substanzen, die nützlichen Bakterien einen Nährboden liefern, z.B. D-Fruktofuran oder natürliche Polymerderivate der Fruktose, komplexe Kohlenhydrate und lösliche Fasern, die von den menschlichen Enzymen nicht zu verdauen sind, dagegen aber von den bakteriellen Enzymen.

Zu den präbiotischen Nahrungsmitteln zählen:

- Artischocken
- Bananen
- Biologischer Reis
- Biologischer Weizen
- Chicorée
- Gerste
- Hafer
- Kartoffeln
- Knoblauch
- Linsen
- Soja
- Spargel
- Tomaten
- Zwiebeln (nur gegart)

15

Ernährung und die Blutgruppe

Einige Studien haben gezeigt, dass die Zugehörigkeit eines Menschen zu einer bestimmten Blutgruppe weitaus größere Bedeutung und Konsequenzen hat, die über die Frage der Kompatibilität im Falle einer Bluttransfusion oder Transplantation hinausgehen, und dass sie eine Vielzahl an individuellen Eigenschaften und Reaktionen beeinflusst. Die Forschungsarbeiten wurden insbesondere von dem New Yorker Professor Peter D´Adamo vertieft, dem Autor von „*Vier Blutgruppen, vier Strategien für ein gesundes Leben*“ (Piper-Verlag, 2001, www.dadamo.com).

Die Blutgruppen erhalten ihren Namen von dem Antigen (einem Faktor, der vom Immunsystem des Organismus als „fremd“ angesehen wird), das in den roten Blutkörperchen vorkommt; jede Blutgruppe besitzt ein unterschiedliches Antigen mit einer speziellen chemischen Struktur.

Das Immunsystem bildet die nötigen Antikörper, um von außen eingetretene Antigene zurückzudrängen. Dazu gehören auch die Antigene der anderen Blutgruppen, wobei das Antigen der eigenen Gruppe die Bildung von Antikörpern gegen sich selbst verhindert.

Menschen mit der Blutgruppe A zeigen in ihrem Blutplasma Antikörper gegen Gruppe B (Anti-B), die den Organismus bei der Zerstörung jeder Blutzelle der Gruppe B unterstützen, die aus irgendeinem Grund in den Organismus hineinkommt. Ebenso haben Menschen mit Blutgruppe B in ihrem Blutplasma Antikörper gegen Blutgruppe A (Anti-A), die dieselbe Schutzfunktion gegen Zellen der Gruppe A ausüben. Das Blut der Gruppe 0 besitzt zwei Antikörper, Anti-A und Anti-B, während das Blut der Gruppe AB nicht mit Antikörpern gegen die anderen Blutgruppen ausgestattet ist.

Die entsprechenden Antikörper werden automatisch gebildet, ohne dass es äußerer Stimuli bedarf, wie z.B. Impfungen und Infektionen.

Neueste Untersuchungen haben bewiesen, dass etliche Nährstoffe die Fähigkeit haben, die Zellen bestimmter Blutgruppen zu agglutinieren, zu verklumpen oder zu verkleben, während andere dazu nicht in der Lage sind. Das bedeutet, dass sich ein Nahrungsmittel für die Zellen eines Menschen der Blutgruppe A als schädigend erweisen, aber nützlich für einen Menschen von Typ B sein kann. Zahlreiche in der Nahrung vorhandene Antigene haben tatsächlich Eigenschaften, die dem Antigen A oder B ähneln. Diese Entdeckung hat die Existenz eines wissenschaftlichen Zusammenhangs zwischen Blutgruppen und der Ernährung bestätigt.

Aus diesem Grund ist es möglich, eine spezifische Ernährung für jede Gruppe festzulegen: Tatsächlich verträgt nicht jeder jedes Nahrungsmittel gleichermaßen und es gibt für jeden Menschen spezifische Nahrungsmittelkategorien, die für ihn mehr oder weniger geeignet sind.

Weitere Untersuchungen haben ergeben, dass eine chemische Reaktion zwischen Blut und Nahrung abläuft, die Teil unseres genetischen Erbes ist: Grund dafür sind spezielle Eiweiße, die Lektine genannt werden. In manchen Nahrungsmitteln sind sie in besonderer Fülle vorhanden. Sie besitzen agglutinierende Eigenschaften, die sich im Blut zeigen. Wenn man ein Nahrungsmittel zu sich nimmt, das Lektine enthält, die mit unserer Blutgruppe nicht kompatibel sind, dann lagern sich diese Lektine in einem Organ ab (Nieren, Leber, Gehirn, Magen etc.) und beginnen rote Blutkörperchen in dieser Region zu verklumpen. Zahlreiche Lektine, die von Nahrungsmitteln stammen, zeigen ähnliche Eigenschaften wie die Antikörper der Blutgruppen. Aus diesem Grund verhalten sie sich wie Feinde für Menschen mit Antikörpern, die gegen dieses spezifische Antigen gerichtet sind. Milch z.B. enthält Lektine, die dem Antigen B ähneln: wenn ein Mensch mit Blutgruppe A sie trinkt, setzt sein Immunsystem sofort Agglutinationsmechanismen in Gang, um zu versuchen, den Eindringling zu beseitigen.

Lektine haben je nach ihrer Abstammung unterschiedliche Strukturen: die des Weizens haben eine andere Struktur als die von Soja, und sie reagieren auf unterschiedliche Substanzen. Jedes von ihnen wird sich für bestimmte Blutgruppen als vorteilhaft erweisen und für andere als schädlich.

Diätrichtlinien für verschiedene Blutgruppen

BLUTGRUPPE 0

Dies ist die älteste Blutgruppe, sozusagen die unserer Vorfahren; sie charakterisierte folglich die frühen Völker der Jäger und Sammler.
Ein Mensch der Blutgruppe 0:

- verträgt Eiweiße tierischer Herkunft besser als andere;
- hat ein Verdauungssystem, das in der Lage ist, diese Eiweiße ohne Überschuss an Toxinen zu verwerten;
- hat ein sehr aktives Immunsystem;
- reagiert optimal auf einen Ernährungsstil, der über einen längeren Zeitraum konstant bleibt;
- reagiert besser auf Stress, wenn er sich intensiv körperlich betätigt, d.h. sportlich aktiv ist.

Menschen mit der Blutgruppe des Typ 0 haben die Fähigkeit, Substanzen tierischer Herkunft besser zu verstoffwechseln und zu neutralisieren; der Proteinanteil in ihrer Diät kann sich zum Großteil aus Fleisch zusammensetzen (mager, vorzugsweise von Tieren aus ökologischer, natürlicher Tierhaltung) und aus Fisch. Die Muskulatur der Menschen dieser Gruppe verteilt die Energie gut in einem tendenziell leicht sauren Milieu, das aber nicht zu sauer sein sollte, damit der Organismus nicht vergiftet wird.
Andererseits scheinen Menschen der Blutgruppe 0 Gluten, das in Weizenkeimlingen und allgemein in Produkten auf Weizenbasis enthalten ist, nicht zu vertragen: die Lektine, die in derartigen Produkten vorkommen, hemmen nämlich die Wirkung des Insulin und verhindern die korrekte Nutzung der Nährstoffe auf energetischer Ebene.
Für diese Menschen sind Fisch, Schalentiere und Meeresfrüchte eine hervorragende tierische Eiweißquelle, da Kaltwasserfische wie Kabeljau, Hering und Makrele besonders für die Blutgruppe 0 geeignet sind. Im Laufe der Evolution sind gewisse an der Blutgerinnung beteiligte Faktoren nach und nach mutiert, je mehr sich die Menschen an Umweltveränderungen angepasst haben. Unseren ersten Vorfahren fehlten diese. Deshalb ist das Blut der Blutgruppe 0 häufig flüssiger als normal. Fische sind für diese Menschen besonders geeignet, nicht nur aufgrund der Fettsäuren, die eine Rolle bei der Antikoagulation spielen, sondern weil sie viel Jod enthalten. Jod stimuliert die Schilddrüse,

die bei diesen Menschen etwas träge sein kann. Darüber hinaus ist die Art an Fettsäuren, die in den Fischen enthalten ist, bei entzündlichen Darmerkrankungen von großer Bedeutung, unter denen Menschen der Blutgruppe 0 mehr leiden als andere.
Menschen mit Blutgruppe 0 sollten außerdem Milchprodukte meiden, da es ihnen nicht gelingt, sie zu verstoffwechseln, und sie sollten wenig Eier essen.

Allgemeine Strategien für das Ernährungsverhalten

- Essen Sie mehrmals pro Woche kleine oder mittlere Mengen an magerem Fleisch von bester Qualität, das von Tieren aus natürlicher Aufzucht stammt.
- Verringern Sie den Verzehr von Weizen und allen Produkten, die Weizen enthalten, so weit wie möglich.
- Planen Sie immer Portionen an Kaltwasserfischen ein, die reich an Ölen sind. Die Fischöle dienen dazu, entzündliche Erkrankungen zu bekämpfen, die Funktion der Schilddrüse zu verbessern und den Stoffwechsel zu aktivieren.
- Essen Sie wenig Milchprodukte oder, noch besser, vermeiden Sie sie.
- Schränken Sie den Verzehr von Bohnen ein (sie enthalten eine bestimmte Art schädlicher Lektine).
- Essen Sie eine große Menge an frischen Früchten und frischem Gemüse, das der Jahreszeit entspricht und wenn möglich natürlicher Herkunft ist. Diese Nahrungsmittel sind für den Organismus besonders geeignet.
- Nutzen Sie Trockenfrüchte als Appetitzügler.
- Ersetzen Sie Kaffee durch grünen Tee.
- Nutzen Sie einfach ungesättigte Öle (wie Olivenöl) und Öle, die reich an Fettsäuren der Omega-Serie sind (wie Leinöl, Sonnenblumenöl und Kürbiskernöl, kaltgepresst und biologischen Ursprungs).

BLUTGRUPPE A

Diese Gruppe ist das Produkt eines ersten Anpassungsprozesses – des Übergangs der primitiven Völker aus ihrer Rolle als Jäger und Sammler zu der der Ackerbauern. Die notwendigen Veränderungen für das Überleben dieser Art, die das Auftreten der Gruppe A hervorbrachten, geschahen aufgrund der neuen Notwendigkeit, die zur Verfügung stehenden Nährstoffe auf Kohlenhydrat-

basis vollständig nutzen zu können. Die beste Ernährung für Menschen, die zu dieser Blutgruppe gehören, sollte prinzipiell auf dem Verzehr von Pflanzen aufbauen: die mediterrane Küche bzw. Mittelmeerdiät ist für sie ideal.
Während der Typ 0 tierische Eiweiße mit Leichtigkeit verwerten kann, gelingt es dem Typ A nicht ganz so gut, diese zu verstoffwechseln. Er lagert sie in Form von Fetten ein. Um aus der Nahrung den größten Nutzen zu ziehen, sollten Menschen dieser Blutgruppe alle Sorten von Fleisch weglassen oder auf das Minimum reduzieren; sie sollten rigoros auf alle Wurst- und Fleischwaren verzichten – wie z.B. Schinken, Wurst und Mortadella. Rindfleisch sollte ganz verbannt werden und Huhn, Wild und Kaninchen sollten im Backofen oder Grill zubereitet und selten gegessen werden.
Sie können in kleinen Mengen fermentierten Käse essen, sollten aber Vollmilchprodukte vermeiden, da sie sie schlecht verdauen: ihr Immunsystem fabriziert Antikörper, die sich gegen einen der Hauptbestandteile der Vollmilch richten, das D-Galaktosamin.
Wenn diese Menschen an allergischem Asthma oder chronischer Bronchitis leiden, sollten sie besonders auf die zuvor erwähnten Nahrungsmittel achten, denn sie neigen dazu, die Schleimproduktion im Bereich der Atmungsorgane zu erhöhen.

Menschen mit der Blutgruppe A:

- ziehen den größten Nutzen aus einer Ernährung, die reich an Produkten pflanzlichen Ursprungs ist;
- besitzen einen empfindlicheren Verdauungsapparat als andere Blutgruppen;
- die Reaktionsfähigkeit ihres Immunsystems ist nicht sehr hoch;
- sie passen sich gut an Umweltbedingungen und eine dauerhafte Diätetik an;
- sie reagieren besser auf Stress, wenn sie die Möglichkeiten haben, Entspannungsübungen durchzuführen.

Allgemeine Strategien für das Nahrungsverhalten

- Essen Sie nur kleine Mengen Fleisch, da es für Sie schwer zu verdauen und zu verstoffwechseln ist.
- Nutzen Sie die Eiweiße aus Soja und frischem Fisch.

- Schließen Sie in Ihre Nahrung geringe Mengen an Milchprodukten ein. Wählen Sie dabei diejenigen, die mit Bakterienkulturen behandelt sind, und vermeiden Sie frische Milchderivate, die eine übermäßige Schleimproduktion auslösen können.
- Integrieren Sie häufig Nahrungsmittel auf Basis von fermentiertem Soja (Miso, Sojasoße).
- Essen Sie Gemüse, das Sie gut vertragen und das eine optimale Quelle für pflanzliche Eiweiße ist, wobei auf jeden Fall weiße Bohnen und Linsen ausgeschlossen werden sollten (da sie schädliche Lektine enthalten).
- Übertreiben Sie den Verzehr von Getreide nicht, insbesondere den Verzehr von Produkten, die aus Weizen hergestellt werden; vermeiden Sie Weizen im Falle von Übergewicht oder wenn Sie zur Schleimsekretion neigen.
- Essen Sie große Mengen an Früchten und Gemüse.
- Essen Sie beliebig viele Walnüsse, Kerne (Sonnenblumen-, Kürbiskerne) und Trockenfrüchte.
- Essen Sie Nahrungsmittel, die reich an Provitamin A sind, wie Möhren, Spinat und Brokkoli.
- Essen Sie Olivenöl und Öle, die reich an mehrfach ungesättigten Fettsäuren sind (kaltgepresstes Leinöl und Sonnenblumenöl).
- Trinken Sie grünen Tee.

BLUTGRUPPE B

Diese Blutgruppe gehört zu einer noch jüngeren Entwicklungsphase als die beiden zuvor genannten. Sie entwickelt sich parallel aufgrund der Notwendigkeit des Menschen, sich an Verhältnisse mit großer Umweltveränderung anzupassen und dabei das Gleichgewicht zu halten. Gewöhnlich haben Menschen der Blutgruppe B eine physische Konstitution, die in der Lage ist, der Aggressivität zahlreicher Erkrankungen der ökonomisch entwickelten Gesellschaften Widerstand zu leisten. Und sie sind allgemein in der Lage, diese zu besiegen.
Menschen der Blutgruppe B sind aus diesen Gründen extrem anpassungsfähig und ihre Ernährung sollte daher eine große Bandbreite an Nahrungsmitteln umfassen. Sie sind die einzigen, die Milchprodukte tolerieren, außer im Falle einer Laktoseunverträglichkeit (in allen Fällen wäre es besser, nicht zu viel davon zu sich zu nehmen, um eine Eiweißüberdosis zu vermeiden).
Die Samen bzw. Kerne und Trockenfrüchte sind nicht besonders angezeigt;

Getreide wird dagegen gut vertragen. Das einzige Produkt, das Probleme bereiten könnte, ist der Weizen. Er enthält ein Lektin, das, wenn es auf Insulinrezeptoren trifft, verhindert, dass das Insulin seine Aufgabe wirksam erfüllen kann. Ebenso sind Roggen, Mais und Buchweizen aufgrund der Lektine, die sie enthalten, nicht sehr empfehlenswert.

Ein Mensch der Blutgruppe B:

- hat einen Verdauungsapparat, der ein großes Spektrum an Nahrungsmitteln gut verträgt;
- hat ein sehr aktives Immunsystem;
- passt sich gut an Ernährungsveränderungen an;
- verträgt Milchprodukte sehr gut;
- reagiert bei Stress mit Kreativität;
- leidet viel am Ungleichgewicht zwischen übermäßiger mentaler und geringer körperlicher Aktivität.

Allgemeine Strategien für das Nahrungsverhalten

- Essen Sie mehrmals pro Woche kleine oder mittlere Mengen an magerem Fleisch guter Qualität, das von Tieren aus natürlicher Aufzucht stammt.
- Schließen Sie in Ihre Ernährung immer regelmäßig Portionen an Kaltwasserfischen ein, die reich an Ölen sind.
- Vermeiden Sie Nahrungsmittel, die reich an für diese Gruppe schädlichen Lektinen sind, wie Huhn, Mais, Buchweizen, Linsen, Erdnüsse, Sesamsaat und Tomaten.
- Wenn keine Unverträglichkeit besteht, können Sie Milchprodukte und Eier bedenkenlos essen.
- Essen Sie Bohnen und andere Hülsenfrüchte.
- Essen Sie Trockenfrüchte, wobei Sie auf jeden Fall Sonnenblumenkerne und Sesamkörner vermeiden sollten.

BLUTGRUPPE AB

Diese Blutgruppe ist auf der Erde vor ungefähr 1000 Jahren erschienen und betrifft nur 2-5 % der Weltbevölkerung: ihre Eigenschaften scheinen immer noch voll in Entwicklung begriffen zu sein und, den Umständen entsprechend,

kann sie spezielle Züge von jeder der anderen Blutgruppen aufweisen, selbst was die Ernährung betrifft. In der Regel sind wahrscheinlich ein Großteil der für Gruppe A und Gruppe B schädlichen Nahrungsmittel für Angehörige der Blutgruppe AB zu vermeiden.
Milch und Käse verträgt die Blutgruppe A gut, sofern der Verzehr nicht übertrieben wird, denn sie neigen dazu, eine starke Schleimbildung mit sich zu bringen. Das Gleiche gilt für Getreide, die zwar gut vertragen werden, aber die man nicht übermäßig viel essen sollte, insbesondere, wenn es sich um Weizen handelt. Im Fall von Übergewicht oder Atemwegserkrankungen mit starker Schleimsekretion ist es besser, die Weizenaufnahme auszusetzen und durch Vollkornreis und Soja zu ersetzen. Aufgrund seines Lektingehalts sollte ebenso auch auf Mais verzichtet werden.
Eine Kuriosität: die Blutgruppe AB ist diejenige, die Tomaten am Besten verträgt, die für andere Blutgruppen nicht immer eine Quelle der Wohltaten ist.
Ein besonders nützlicher Rat für Menschen dieser Blutgruppe ist, den Tag damit zu beginnen, ein Glas lauwarmes Wasser mit dem Saft einer halben Zitrone zu trinken, das gegen die Schleimbildung hilft und die Reinigung des Körpers unterstützt.
Die Muskulatur dieser Menschen, ebenso wie die der Menschen mit Blutgruppe A, arbeitet in einem leicht basischen Milieu. Halten Sie sich daher nicht zurück und essen Sie eine große Menge an frischem Gemüse, Vollkorngetreide und auch kleine Mengen an Eiweißen, selbst wenn sie von Milchprodukten stammen.
Angesichts der geringen Menge an Magensäure bei Menschen mit Blutgruppe AB und der bestehenden Schwierigkeit, von Fleisch stammende Eiweiße zu verdauen, wäre es besser deren Konsum zu begrenzen.

Menschen der Blutgruppe AB:

- vertragen Umwelt- und Ernährungsveränderungen nicht immer;
- haben einen empfindlichen Verdauungsapparat;
- besitzen in manchen Fällen ein zu „tolerantes“ Immunsystem, es reagiert bei Erkrankungen nicht spontan;
- reagieren bei Stress besser, wenn sie sich auf ihre kreativen Talente und körperliche Betätigung besinnen.

Allgemeine Strategien für das Nahrungsverhalten

- Begrenzen Sie die Fleischaufnahme und schließen Sie Huhn aus: für Menschen der Blutgruppe AB sind diese Nahrungsmittel schwierig zu verdauen und zu verstoffwechseln.
- Ziehen Sie Eiweiße vor, die von Sojaderivaten und frischem Fisch stammen.
- Schließen Sie in Ihren Ernährungsplan mäßige Mengen an Milchprodukten ein und wählen Sie diejenigen, die mit Bakterienkulturen behandelt wurden. Vermeiden Sie frische Milchderivate, die eine exzessive Schleimproduktion auslösen.
- Essen Sie regelmäßig Kaltwasserfische, die reich an Ölen sind.
- Essen Sie häufig Nahrungsmittel, die reich an Provitamin A sind, wie Spinat, Möhren und Brokkoli.
- Vermeiden Sie rigoros Nahrungsmittel, die viele Lektine enthalten: Huhn, Mais, Buchweizen, weiße Bohnen.

Schlussfolgerung

Wir haben bis hierhin das notwendige Wissen entwickelt, um unseren „materiellen“ Körper besser zu verstehen, über seine Funktionsweise Bescheid zu wissen und darüber, wie man ihn am Besten so erhält, dass seine natürliche biologische Evolution respektiert wird. Der „große Architekt“ des Ganzen ist und bleibt das Gehirn. Es beschäftigt sich konstant damit, unsere Bedürfnisse zu erfüllen, z.B. indem es dafür sorgt, dass es immer informiert ist und indem es sich damit beschäftigt, unzählige Botschaften zu entschlüsseln, die ihm von den Zellen geschickt werden. Seine Arbeit ist beachtlich: jeden Tag muss es durchschnittlich zehn Milliarden sterbende Zellen erneuern, alle inneren Mikroläsionen reparieren, filtrieren, essenzielle Substanzen produzieren, unsere innere Körpertemperatur auf 37 °C regulieren und auch vom Schlaf profitieren, damit wir unsere Ideen ordnen und das Gelernte speichern können.
Selbstverständlich ist es sehr hoch entwickelt: jede Sekunde behandelt es ca. 10.000 Werte, um alle unsere Bedürfnisse zu befriedigen, ohne dass wir dieses enorme Pensum auch nur im Mindesten wahrnehmen. Und wir, was geben wir ihm im Austausch dafür? In Wirklichkeit sind wir nicht sehr dankbar. Wir vernachlässigen es nicht nur, in dem wir es mit Nahrungsmitteln und Drogen sättigen, die für seine Funktionsweise verhängnisvoll sind, wie Alkohol, gesättigte Fette, Tabak, Medikamente und Rauschgifte, wir zwingen es auch dazu Außergewöhnliches zu leisten, ohne seine natürlichen Erholungszeiten zu berücksichtigen. Darüber hinaus wollen wir nicht verstehen, was es uns sagt, z.B. wenn es unsere Stimmung ändert, um uns eine Warnbotschaft zu schicken, z.B. in Form von Depression, Ängstlichkeit, Schlafstörungen, Gedächtnisstörungen und Müdigkeit. Wir tun so, als ob wir die Botschaft nicht verstehen und ziehen es vor, es daran zu hindern, sich auszudrücken: wir stopfen es mit chemischen Produkten voll, bis zu dem Tag, an dem uns bewusst wird, dass wir nicht mehr in unserem Körper leben können. Wir lösen uns von uns los, sind nicht mehr Herr über uns selbst und sind abhängig von

chemischen Produkten, die uns daran hindern, unsere eigene Identität zu entwickeln: Wir verzichten auf unser Leben und werden von einem schwarzen Loch verschluckt.

All das geschieht, weil wir nicht in der Lage sind, den Sinn unseres Lebens vollständig zu erfassen. Wir haben nicht verstanden, dass wir auf diese Welt gekommen sind, um ein ganz individuelles Evolutionsprogramm zu entwickeln, das im Schoß der universellen Evolution ansetzt. Letztendlich stimmt es nicht genau, wenn wir sagen, wir hätten nicht verstanden, warum wir hier sind: der Unterschied ist viel subtiler; wir verstehen das nicht immer auf rationelle Weise, aber wir ahnen es, und sind uns dessen nur vage bewusst. Wir spüren seit der Kindheit, dass wir hier sind, um uns zu entwickeln, um Wissen und Erfahrungen zu sammeln und spirituell wichtige Absichten zu verfolgen. Aber während wir wachsen entfernt uns der „rationelle", gesteuerte und auf einen gewissen Rahmen begrenzte Unterricht, welchem wir uns unterworfen haben, nach und nach von unserer Identität. Er macht unsere Intuitionen mundtot, um uns in soziale Formen zu integrieren, die uns unsere Herkunft vergessen lassen und uns daran hindern, unsere Bestimmung zu erkennen. An dieser Stelle beginnen unsere Leidenswege, die es offensichtlich gibt.

Ich nehme hier mein eigenes Beispiel, denn das kenne ich am Besten. Ich war mir sehr früh bewusst, dass meine Gedanken mehreren Quellen entspringen: die erste, sehr kleine, war die Wahrnehmung meiner Eigenart, anders als gewöhnlich zu sein, mich außerhalb der sozialen Regeln und Urteile zu bewegen, die andere über mich fällen. Ich hatte das Gefühl, ein göttliches Schicksal zu haben, unsterblich und einzigartig zu sein. Diese Empfindung hat mir immer ein starkes Gefühl universeller Spiritualität vermittelt, ein großes Vertrauen in die Zukunft, aber auch ein großes Verantwortlichkeitsgefühl gegenüber meinen Handlungen und meiner „Mission" hier auf dieser Erde. Ich fühle mich „erhöht" und in der Lage, positiv zugunsten der Allgemeinheit zu handeln.

Die zweite Quelle an Gedanken lässt mich in der materiellen und sozialen Realität landen, wo sich mein Verhalten mit dem von meinesgleichen vereinbaren lassen muss. Sie ist weniger natürlich, im Vergleich zur ersten eher zwanghaft, und ruft in mir Reaktionen hervor, die mit meiner wahren Natur in Widerspruch stehen. Es ist ein anderes Ich, das mich sensibilisiert und Lobhudelei, Zorn, Missachtung, Gleichgültigkeit und jedes Gefühl, das mit meiner ersten Gedankenquelle in Konflikt tritt, wahrnehmen lässt.

Die dritte Quelle ist sehr instinktiv, animalisch, physisch und kann mir sowohl Freude und kurzfristige Befriedigung verschaffen als auch Gewissensbisse und Zweifel.
Während ich versuchte, mein Verhalten zu analysieren und es bezüglich der einen oder anderen Quelle meiner Gedanken zu positionieren, fühlte ich mich verwirrt. Ich musste zugeben, dass jede unabhängig von den anderen war. Ich konnte nicht wählen. Meine Identität ist die Summe dreier Quellen, sie sind ein wesentlicher Bestandteil meines Ich. Sie zu trennen konnte mich nur aus dem Gleichgewicht bringen, mich destabilisieren. Ich musste sie daher miteinander in ein harmonisches Gleichgewicht bringen, um meine wahre Persönlichkeit freizulegen. Dieser Weg hat mir ermöglicht, vielen Menschen dabei zu helfen, ihre Widersprüche zu akzeptieren und sich so von ihrem „schlechten Leben“ zu verabschieden. Sich selbst zu akzeptieren, trotz unserer unterschiedlichen Facetten, ist die Garantie für unseren Erfolg. Im Laufe der Jahre habe ich verstanden, dass wir das Geheimnis des Lebens in unserem Inneren vergraben haben. Um es wiederzufinden, muss man sich jedoch gewissen Regeln beugen:
Erstens sind wir sehr entwicklungsfähige Wesen, daher immer verbesserungsfähig. Es gibt nichts Schlimmeres als das Gefühl, sich in einer stagnierenden Phase zu befinden oder in „stand by“, ohne Perspektiven und ohne Projekte.
Zweitens müssen wir, um völlig positiv und glücklich zu sein, einen Großteil unserer Existenz Anderen widmen. Geben ohne etwas zurückzuhalten, nichts dafür zu erwarten und einfach Liebe schenken.
Drittens sollten wir in der Lage sein, zu verzeihen und zu vergeben. Das mangelnde Verzeihen ist Ursprung aller Konflikte, der Gewalt und des Grolls. Das Verzeihen muss nicht notwendigerweise ein demonstrativer Akt sein, man kann es stillschweigend tun, in der Tiefe unseres Herzens. Wir können den Lebenden wie auch den Verstorbenen vergeben, es ist niemals zu spät. Ich habe zu viele Menschen gesehen, die nicht in der Lage waren zu verzeihen, und die die Hölle auf Erden erlebten und aus Eigensinn und Stolz krank geworden sind.
Die letzte und nicht weniger wichtige Regel ist, zu wissen, wie man das Erreichte wieder loslässt. Wie oft habe ich gehört: „Ich bin so gestrickt: niemand kann mich ändern“? Es handelt sich um Personen, die mit allen Kräften an ihren Überzeugungen stumpf und statisch festhalten, unfähig, einen entwicklungsfähigen Prozess zu beginnen. Das ist der schlimmste Zustand, in dem wir uns befinden können.

Nehmen wir als Beispiel einen Alpinisten, der eine Wand hochklettert. Er beginnt damit, einen Fuß aufzusetzen und sich seines Haltes zu vergewissern. Dann fasst er mit einer Hand an den Felsen, sichert seinen Griff, dann folgt die zweite Hand, und anschließend steigt er mit dem zweiten Fuß weiter, indem er immer seinen Halt sichert, bevor er eine Position aufgibt und eine neue sucht. Wenn er jedoch zu lange in einer Position verweilt, beginnen seine Muskeln zu ermüden und lahm zu werden, und dann folgt der Absturz... Er muss daher jedes Mal seinen Griff loslassen, um weiter hinauf zu klettern und den Gipfel zu erklimmen. So ist auch unser Leben. Es liegt an uns, es positiv weiterzuentwickeln. Und das mit dem Wissen, dass wir am Ende des Weges die Erklärung für unsere Intuitionen finden werden...